八卦醫學史

在八卦中暢談科普知識
以正統醫學爬梳歷史真相

燒傷科主治醫師
甯方剛（燒傷超人阿寶）——著

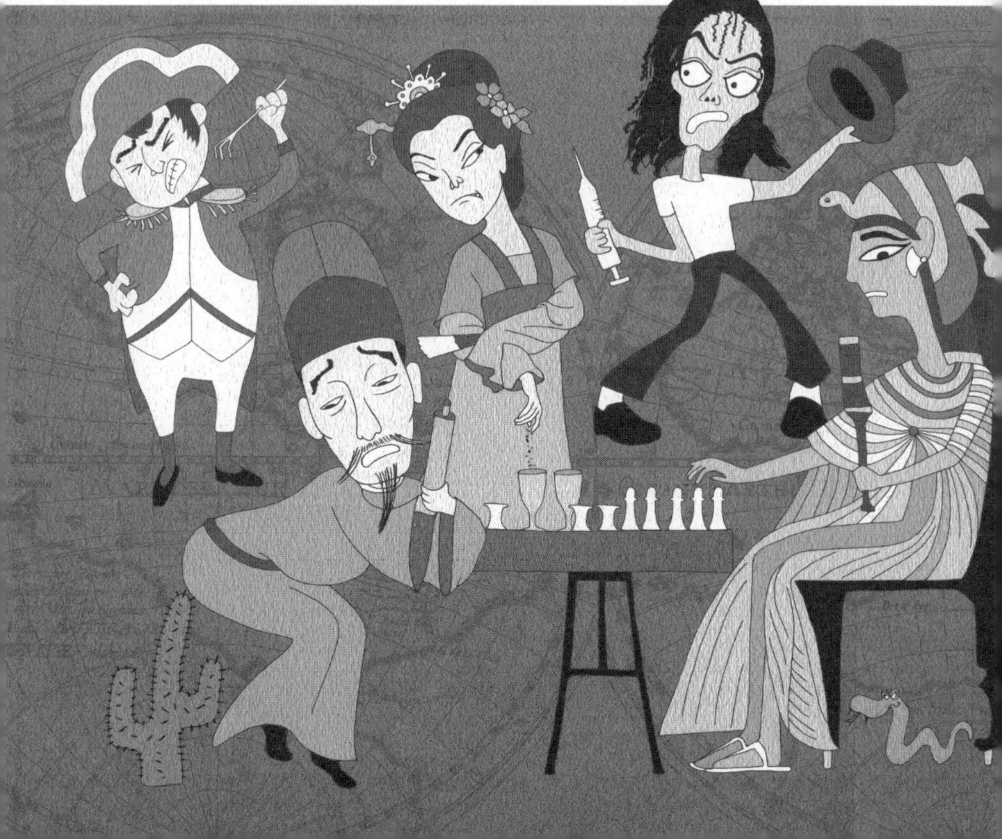

獻給

培育我成才的恩師張國安教授

和北京積水潭醫院

序一　我行醫生涯的三次流淚

第一次流淚

有一次，和實習的小學弟聊天，他對現在醫生的執業環境充滿擔憂，對前途充滿迷茫。他問我：「學長，你對現在的生活滿意嗎？你有想過離開這個行業嗎？」

我說：「你見我哭過嗎？」

學弟說：「沒有，我覺得你挺樂天派的。」

我說：「那好吧，讓樂天派的學長給你講幾個我哭的故事。聽完後，也許你就對醫生這個工作有更充分的認識，並找到自己堅持下去的理由。」

幾年前，我曾經救治過一個中年患者，他是救火英雄，在火場被燒傷。患者先是送到當地醫院就診，但治療效果不理想，病情迅速惡化，患者帶著呼吸器滴著升壓藥轉到我們醫院。長官點名讓我負責救治。

這個患者的情況非常糟糕，早期植的皮基本都沒活，全身到處都是沒有皮膚保護的裸露感染創面。患者入院時已經心臟衰竭、呼吸衰竭、腎功能衰竭。患者痰液裡、血液裡、創面上均培養出兩種對當時臨床可取得的全部抗生素具抗藥性的超級細菌。

自從接手這個病人，我就基本住在科裡了，只是偶爾回家換換衣服。兒子生病住院，我匆匆去看一眼然後趕緊回醫院，兒子當時拉著我的手哭著不讓我走。好在他爺爺奶奶都在，家裡倒不用我操心。

我就這樣守在患者床邊，人盯人嚴防死守地搶救了整整三十一天。

你知道什麼叫「重症」嗎？重症的意思就是：你翻遍所有的文獻和教材，最後發現大家只有一個共識——這種情況很嚴重。

你知道怎麼治療重症病人嗎？就是人盯人地嚴防死守；就是全副武裝不眨眼地站在患者面前，用你全部的知識和智慧，不停地擋住死神不斷伸出的鐮刀；就是把你的心放在油鍋裡不斷地煎熬，熬到你無悲無喜，熬到你靈台清明，熬到你終於看到那根架在兩座懸崖中間的細若髮絲的鋼絲，然後想辦法攙扶著患者在狂風暴雨中走過去而不會失去平衡。

我曾經距離成功很近很近，但最終還是失敗了。三十一天時間，我使出了自己全部的力氣，用盡我全部的智慧，批郤導窾，閃展騰挪，然而，我失敗了。

直到今天，我依然能記清楚他每一個病情變化，記清楚他每一個化驗結果，記清楚我每一個處理措施。我依然記得，最後接近成功時那功虧一簣的挫敗和絕望。

患者去世後，家屬沒有任何意見，患者的孩子跪在地上給我磕了三個響頭對我表示謝意。

當他們把屍體接走後，我一個人呆呆地坐在加護病房，望著那張空空蕩蕩的床，筋疲力盡、心力交瘁。三十一天，患者一直在昏迷中沒有醒來，然而在冥冥中，我總覺得我們是親密無間的戰友，是同生共死的兄弟。

我的導師過來，拍拍我肩膀，說：「不要難過，你做得很好。」

我低下頭，雙手掩面，淚如雨下。

第二次流淚

某年，我接診了一個從外地轉來的重症患者。患者身世很可憐，從小沒有父親，由母親撫養長大，孩子長大後倒也爭氣，自己開了一個小工廠，不想工廠爆炸，孩子全身大面積燒傷。傷後在當地醫院就診，因為有嚴重吸入性創傷，病情一直極不穩定，患者全身多重器官衰竭，尤以呼吸衰竭為重，完全靠呼吸器維持呼吸。

大面積燒傷患者一般要求早期去除壞死皮膚，以顆粒狀皮植皮等辦法修復創面。但患者由於病情極其嚴重，難以耐受手術，手術一直沒有進行。隨著時間的推移，患者全身壞死，皮膚開始出現嚴重感染，導致患者病情一步步惡化。抱著一線希望，家屬聯繫了我們，我親自帶救護車，患者吹著呼吸器被接到北京積水潭醫院。

這段轉運的過程極其兇險，患者進入我們重症加護病房不到三十分鐘即心跳停止，經過緊急搶救復甦，患者的心臟才終於恢復了跳動。時至今日，我想起此事依然心有餘悸不已，如果這種情況發生在轉運途中，以救護車上有限的設備條件，患者極可能救不過來。

患者情況非常嚴重，我得和患者母親做一次深入的談話。結果我剛一開口，患者母親一擺手攔住了我：「醫生你不要說了，你要說的那些話我已經聽醫生說了無數遍。情況我瞭解，救不活我不怨你們，但只要有一絲希望，就請你們盡最大努力。費用你不用擔心，大不了我把房子賣了。我就這麼一個兒子，他殘廢了，我養著他；他死了，我也不活了。」

我無言以對。

患者當時的情況已經極其危險。患者要想有一絲活下去的機會，就必須立即動手術，將患者壞死皮膚去除並妥善覆蓋。但是，這個手術損傷非常大，而患者當時已經奄奄一息，隨時有死亡的可能。

不做手術，必死無疑，但在患者這種身體條件下做這麼大的手術，手術過程會極為兇險，極有可能出現醫生最怕碰到的局面：患者死在手術台上。醫生為什麼怕，看看

「湘潭事件」[1]就知道了。

即使患者勉強從手術台上活下來，手術本身對患者也是一個極大的打擊，手術後患者病情會在已經極其危急的情況下進一步惡化。患者已經在死亡的邊緣上，再惡化下去，極有可能就是死亡。

當然，最幸運的結果，是患者能在醫生全力以赴的救治下，頑強扛過手術的打擊。在全身大部分壞死皮膚去除並妥善覆蓋後，在滑向死亡的深淵之前，達到那個病情的轉捩點，並最終得以存活。

我問患者母親：「賭不賭？」

母親說：「我賭，我相信你。」

---

1 編按：二〇一四年八月十日下午，大陸湖南湘潭縣婦幼保健院一名張姓產婦，在做剖腹產手術時，因術後大出血死亡。當時有媒體報導指稱，病患丈夫劉先生衝入手術室「看到妻子赤身裸體躺在手術台上，滿口鮮血，眼睛裡還含著淚水，可卻再也沒有了呼吸。而本應該在搶救的醫生和護士，卻全體失蹤了……」引爆輿論大譁，但事後調查真相並不如媒體當初所說。本書作者曾在網路發文指稱：「明明是患者死亡後家屬聚集幾十人圍攻打砸醫院，參與搶救的醫務人員被迫逃離。到媒體這裡成了『丈夫等待至無人回應後衝入手術室，發現妻子赤身裸體躺在手術台上』。好記者，好春秋筆法！」

我說：「那我陪你賭。」

手術結束了，患者歷經千難萬險終於從手術室活著回到病房。但是，和預期的一樣，此後患者全身臟器功能快速惡化，心肺腎都已經衰竭，完全靠機器和藥物在生死線上掙扎。

那段時間，我像紅了眼的賭徒一樣，二十四小時守在患者身邊，操縱著最尖端的各種搶救儀器設備，和死神進行瘋狂的搏鬥，一次次把患者從死亡線上拉了回來。

我的每一個判斷，我的每一個操作，我的每一個醫囑，都可能決定患者的生死。這時候的醫生，就是守在生死線上的天使，就是擋在死神面前的勇士。

但是，患者情況依然無法阻擋地不斷惡化。某一天的凌晨兩點鐘，患者的血氧飽和度緩慢卻難以阻止地降到了八五％以下。八五％是一個重要的關口，再降下去，患者臟器就無法維持最低限度的氧供應，而此時，患者的呼吸器已經被我用到了極限，無論如何調整都沒有辦法改善了。

我坐在加護病房的椅子上，一遍遍反覆檢討我的治療方案，最後我確信：我已經沒有辦法了。

我默默拿出一張死亡證明書，將患者全部資訊填寫完畢，只留下死亡時間一項空白。

當我放下這張死亡證明書的時候，突然聽到護士喊：「甯醫生，患者血氧開始回升了。」

我抬起頭，看到監測儀上的數字在緩慢而趨勢明確地上升，八七，九〇，九二。

患者血壓開始穩定，尿量開始增加。

我苦苦等待的轉捩點到來了。在距離死亡無限近的地方，死神的鐮刀已經碰到了患者的咽喉，但最終擦著咽喉而過。

我們，賭贏了。

剩下的，已經難不倒我了。

患者終於恢復神智，拔掉氣管套管，宣布脫離危險，轉到了普通病房。

母子相聚，抱頭痛哭。

我悄悄地跑到一個無人的角落，擦掉了眼中的淚水。

很多人問我：「做醫生你後悔嗎？」

不後悔！

縱然前路坎坷，有怨，卻無悔！

第三次流淚

這個故事中的患者是一個私人企業的員工。這個員工跟著現在的老闆打天下二十幾年，據說跟老闆的感情很深，也深得老闆信任。在企業的一次事故中，員工全身大面積燒傷，燒傷面積超過體表總面積的九〇%。

患者送到醫院後，老闆和家屬流著淚求我一定要全力搶救，不惜一切代價，用最好的設備最好的藥物，不要怕花錢。

我在保證患者會得到最好救治的同時，也向他們詳細講解了病情：這種程度的燒傷死亡率很高，即使在最好的燒傷中心，依然會有很多患者搶救失敗。而且，大面積燒傷患者的搶救，是個很漫長的過程，花費也非常高。

大面積燒傷救治的關鍵是修復創面，但由於患者燒傷面積太大，可用於植皮的自體皮膚極其有限，患者需要經過幾次甚至十幾次的手術，才能將巨大部分創面消滅，令患者脫離危險。這一修復創面的過程，需要時間。

而在患者大部分創面沒有被消滅之前，患者會始終處在重症的狀態。而且，隨著患者體質的耗竭，細菌耐藥性的增加，以及感染導致的多個臟器持續的損傷，患者病情不僅難以好轉，甚至在某段時間內還會不斷惡化。

某種程度上，大面積燒傷的搶救就是搶時間，一方面我們要想方設法維持患者臟器功能和全身狀況，一方面要盡可能快速地修復創面。如果修復的速度趕不上惡化的速度，那患者就會死亡。

在單位主管和家屬表示充分理解後，我們就投入了緊張的搶救工作。病人病情非常危急，搶救很快變成了一場曠日持久的苦戰。

在我們全力搶救的同時，隨著時間的推移和花費的不斷增加，患者老闆和家屬的態度開始逐漸發生變化。對治療的態度由積極轉到消極，漸漸開始拖欠治療費用，態度也越來越差。

其實這種情況我也早有預料。私人企業與國營企業不同，國營企業碰到這種事情，一般是不惜一切代價搶救患者，而私人企業老闆，則往往有不同的想法。當最初的慌亂逐漸過去，隨著搶救費用的不斷攀升和成功的遙遙無期，早先決心積極搶救的老闆心態逐漸發生變化。

從經濟的角度看，其實患者活下來對老闆是一個最糟糕的結果，大面積燒傷患者往往會有嚴重殘疾。患者活下來，不僅意味著他要支付巨額的搶救費用，還意味著他要負擔患者後期整形以及生活的費用。對老闆來說，最經濟的結果其實是患者早點死掉，他把省下來的錢補償給家屬了結這件事情。

老闆的這種心態完全可以理解，只要家屬強烈要求積極救治，老闆一般也不敢不配合。但是，如果家屬也有了同樣的心思，就很麻煩了。對某些家屬來說，用後半生時間照顧一個殘疾的親人，還不如放棄治療獲得巨額賠償。

但是，中國人的傳統習慣是想當婊子還一定要立好牌坊。有了這種心思，他們也不會直接提出放棄治療，而是透過各種方式來給搶救設置障礙，其中最常見的就是拖欠費用和製造衝突。

當老闆不想繼續花錢，而家屬也態度曖昧的時候，雙方的溝通就會變得異常艱難。

曾有幾位蹲在辦公室裡為醫改獻計獻策的專家堅定地認為：公立醫院出現糾紛完全是因為醫院服務意識差，和家屬溝通不夠。

這種人，就是24K的純腦殘，每當想到這些人竟然是中國醫改的智囊團，我就對醫改的前途充滿絕望。

很多時候，不是溝通不夠充分，而是人性禁不起考驗。

很多人以為醫生是一群呆呆傻傻的人，這純屬誤解。醫生每天面對各種悲歡離合，觀看各種人性表演，對這些心思和把戲，真的是一眼看得門兒清。

但是，看得門兒清又能如何，也只能想方設法地和對方進行溝通，爭取對方的配合。

患者欠費數額不斷增加，在被迫進行的一次約談中，老闆和家屬終於撕破臉皮。患者老闆對我大聲斥責和辱罵，而家屬則坐在一邊沉默不語，絲毫沒有阻止的意思，只是偶爾伸手去抹一下那根本不存在的眼淚。

「錢錢錢，你們就知道要錢，花了這麼多錢，病情卻越來越重，你們是一幫什麼醫生，我看你們就是一群獸醫！」

「我們做生意的，花了錢你就得給我貨，我把錢給你們，你們能保證把人交給我們嗎？不能保證，那人死了錢你們給退嗎？不給退？你們憑什麼不給退？」

「現在你們這些醫生還有醫德嗎？你以為我不知道你們醫院有多黑嗎？醫生的天職是救死扶傷你懂嗎？你們這幫黑醫生，都鑽到錢眼裡了，你們算什麼醫生?!」

「還找我們要錢？我要去告你們！我要去找記者，找報社，去告你們這群獸醫！」

旁邊的看護工實在聽不下去了：「你們這幫人講點良心，甯醫生都快一個星期沒回家了，天天在這裡守著你們這個病人！」

「守著怎麼啦？他是醫生，他守著是應該的。再說，他捨不得讓病人死，不就是為了掙錢嗎？」

我實在聽不下去了，我死死咬著後槽牙，控制住自己想狠狠抽他一頓嘴巴的衝動，匆匆結束了這次談話。

回到監護病房，我望著躺在床上的尚在昏迷中的患者，兩眼含淚。

患者就那麼靜靜地躺在床上，身邊的監測儀上閃爍著一排排的資料，所有這些資料，都在我的意料之中。

當你搶救一個患者很長時間，你就會和他有很深的感情，你會不由自主地把他當成是與你並肩作戰的戰友和兄弟。

兄弟，我知道，你現在很艱難；我知道，你在全力以赴地和病魔做不屈不撓的鬥爭；我知道，外面發生的這一切，你毫不知情。

人生，好比一場黑色幽默。

你鞍前馬後追隨了幾十年的老闆，現在要放棄你；你相濡以沫幾十年的妻子，現在要放棄你。

而現在最想讓你活下去的，卻是你素昧平生的醫生，而你，甚至還不知道我是誰，不知道我長什麼模樣。

我知道，他們這麼做，其實是在等我的一句話，等我告訴他們：患者成功希望渺茫，建議放棄治療。然後，他們就可以結束這一切，只等在你的葬禮上流幾滴眼淚，了卻你們這輩子的情分。

但是，這話我偏偏不能說，因為，你真的還有希望；因為，你來到了全世界最好的燒傷科；因為，我有很大的把握讓你活下來，而且，讓你將來能生活自理，過上有品質的生活。

你的老闆可以放棄你，你的家人可以放棄你，你的朋友可以放棄你，但我，卻不能放棄你。

因為，我是醫生，你是患者。

因為，只要有一線希望，醫生就不能放棄患者。

因為，自從我穿上這身白衣，我就為今天發生的一切寫下了答案。

十六歲那年，當我邁進醫學院的第一天，我就和一群和我一樣滿懷憧憬和熱血的少年，舉起右手，許下了自己一生的誓言：

健康所繫，性命相託。

當我步入神聖醫學學府的時刻，謹莊嚴宣誓：

我志願獻身醫學，熱愛祖國，忠於人民，恪守醫德，尊師守紀，刻苦鑽研，孜孜不倦，精益求精，全面發展。

我決心竭盡全力除人類之病痛，助健康之完美，維護醫術的聖潔和榮譽。救死扶傷，不辭艱辛，執著追求，為祖國醫藥衛生事業的發展和人類身心健康奮鬥終生！護士走過來，問我：「甯醫生，病人欠費超過十萬了，到底怎麼辦啊？」

我淡淡地回答：「該怎麼治就怎麼治，明天我再和家屬談。」

繼續努力和疾病戰鬥吧，我的兄弟。外面的一切，交給我。

當你最終痊癒的時候，我絕不會把今天發生的一切告訴你，你依然會有一個對你感情深厚的老闆，一個結髮情深的妻子。當然，也許會有一個像惡霸不斷追著他們要錢的無良主治醫生。

後面發生的事情，請原諒我不想再記述了，因為我實在不想回憶，不想回憶那一次次的屈辱和傷心，不想回憶那人性的醜陋和陰暗。

多少次，被家屬氣得躲在無人的地方掉淚，接到護士的電話，又趕緊擦乾眼淚去繼續搶救。

好在，一切終於結束了。當患者終於宣布脫離危險後，老闆又變成了感情深厚的老闆，妻子又變成了結髮情深的妻子。

根據我的意見，患者脫離危險後直接轉回當地醫院進行後期康復治療。對方同意了，大家都不願意再忍受這種尷尬的氣氛。

患者被接走的那天，他的老闆和妻子來到我的辦公室，給我帶來些土特產，向我表示歉意和謝意。

我禮貌而堅決地拒絕了：「救死扶傷是我的本職工作，支付費用是你的義務。我救活了病人，你結清了費用，咱們兩不相欠，你不用謝我。」

也許有人覺得我小氣，不夠大度。但是，我實在大度不起來。

在戰場上，你最痛恨的是什麼？

不是敵人，而是叛徒。

你們，本該是和我並肩與病魔作戰的戰友。

你們有權利放棄，有權利撤退，有權利投降，我都不怪你們。

但你們沒有權利背叛，沒有權利在我和敵人苦苦戰鬥努力支撐的時候，在背後對著你們的戰友狠狠插上一刀。

我沒有權利懲罰你們，但我有權利不原諒。

病人走後，我脫下白衣，走出科室，走出醫院，走到醫院後門外的西海邊，坐在岸上，萬種委屈湧上心頭，淚如雨下。

燒傷超人阿寶

序二　歷史醫學：聊點不一樣的科普

與疾病和損害抗爭是生物體間的競爭，也是生物體個體存活、成長、繁衍的艱難和必然經歷的過程。

智慧誕生後，漫長的從無數代的演化、篩選、不斷適應、被動地與疾病和損害的抗爭過程發生了質的飛躍，人類可以以主動的方式對抗疾病與損傷。

在自然面前，人是如此無力和渺小，但是，人類也是偉大的，我們在努力地改變和適應這個世界。

人類智慧在歷史的長河中不斷發展，終於，我們可以總結以往的經驗，試圖治療疾病和損害，於是醫學就誕生了。損傷和損害的花樣翻新、疾病的變化萬端，使醫學在實踐中發生發展，同時，在歷史的長河中，各種疾患在人類活動中也不時地掀起陣陣浪花，甚至改變了歷史的軌跡。

隨著時代的發展，民眾對健康越來越重視，透過科普的方式，將一些常見疾病的知識和面對疾病時應有的正確觀念傳達給大眾，是一件必要而非常有意義的工作。

醫學的專業門檻導致醫學科普的難度非常大，對受過長期專業訓練的醫生而言，做到「科」並不難，但要想以輕鬆愉快、大眾喜聞樂見的方式將這些知識「普」下去，卻並非易事。這不僅需要紮實全面的醫學知識，還需要極好的文筆和表達能力。

本書作者是我的開門弟子，也是我非常喜歡的學生。他不僅在臨床和科研方面表現得非常優秀，而且博覽群書，歷史人文等方面知識非常豐富，文學底子和表達能力更是出類拔萃。這本醫學科普書籍，將醫學知識與歷史和文學作品中的人物故事結合起來，趣味盎然，令人在開心之餘受到醫學知識的薰陶，是非常難得的科普佳作。

中華醫學會燒傷外科分會副主任委員、北京大學教授
張國安

序三　關於阿寶

今天是大年初九，也是阿寶將書稿交於我手的第三十二天。

一個多月來，我有些忐忑，甚至有些焦躁……如何落筆，多少有些犯難。因為捫心自問，我是誰，平凡得隨處可覓，何德何能為此書作序。

阿寶說，因為我懂他。

一個人的胃口其實和一個人的性格有關係，例如，太固執的人讀文先讀人。好吧，在酣暢淋漓地讀阿寶的文字之前，就讓我們先讀阿寶，看看網路版的「燒傷超人阿寶」和現實版的「甯方剛」之間有多遠的距離。

就從浴火重生的功夫熊貓說起吧，這一不小心成了阿寶的「標籤」，而且還是那麼根深柢固。二〇一四年四月，我第一次線下見到阿寶，哈，根本不需辨認，遠處走來的他，儼然是現實版的「功夫熊貓」，唯一不同的就是黑眼眶變成了眼鏡。用「憨態可掬」一詞來形容他，估計一下就直抵他的痛處，而且是痛得那麼真實。羊年春節，在外拚搏了十幾年的阿寶「衣緊還鄉」，他在微信上晒出了自己在大學、日本留學時的照片，清瘦且青澀。深陷「帥哥的成長與毀滅」痛苦的阿寶在微信圈自嘲：「歲月不是殺豬刀，而是豬飼料。」

阿寶畢業於北京大學醫學部，是北京大學醫學部教授暨北京積水潭醫院燒傷科主任張國安的開門弟子。說來，阿寶這輩子最不會含糊的一件事就是醫者的職責。北京新街口餐館爆炸事件、北京大興舊宮火災事件、北京熱水管道洩漏事件……作為主治醫生，他日夜守候，把燒傷面積達九八%的重症燒傷患者救了回來，這份挑戰醫學極限的成就感讓他對自己的付出無怨無悔。

然而阿寶的困惑也從此而生，醫學的進步沒有換來科學的尊嚴，醫者的付出沒有換來醫者的尊嚴。是站在雲端孤芳自賞，還是躋身人群去吶喊，阿寶選擇了後者。如魯迅當年憑藉一支筆來警醒沉睡、麻木的中國人，二〇一三年起，阿寶敲擊著鍵盤開始了與偽科學的抗爭、與社會不公的抗爭，一路走來披荊斬棘，雖遍體鱗傷仍初心不改。剛剛走過的二〇一四年注定寫入阿寶的人生大事記——民間版的二〇一四年中國十大衛生新聞中，居然四起事件與阿寶有直接或間接的關係。其中湖南湘潭產婦裸死手術台事件，公眾的憤怒情緒瞬間被點燃，情緒之下需要的是對科學的捍衛、對真相的捍衛，阿寶連夜疾書《媒體，請不要讓你們的良知集體失蹤》，成為整個事件輿論反轉的主要作用力之一。

阿寶在微博的PO文《我行醫生涯的三次流淚》在醫生圈裡久久流傳著，阿寶的醫者仁心在這裡闡述得淋漓盡致，我讀了三遍，哭了三遍。說來我也是學醫之人，也經歷了太多生死的場面，但還是被這個七尺男兒的醫者情懷感動著。蘇格蘭有句諺語：人生就像剝洋蔥的過程，每剝掉一層，味道就重了一層，把最後一層剝掉的時候，你已經淚流滿面。別看阿寶在網路上時而怒罵，時而拍案而起，時而殺氣逼人，其實剝去一層層的外衣，裸露的是阿寶那顆柔軟的菩薩心。

阿寶曾有幾次「戒微博」，他說有些迷失找不到方向了，「似乎做了不少事情，但回過頭一看，一切都沒變。膠原蛋白和保健品的廣告依然鋪天蓋地，騙子愚民依然大行其道，傷醫案件依然此起彼伏，醫療改革依然南轅北轍。縱將此心昭日月，誰聽杜鵑啼血聲？」阿寶內心難免掙扎、難免痛苦、難免落寞。

日子就這樣真實地過著，阿寶就是這樣真實地呈現在我們面前，哪怕是在這個完全可以包裝自己的網路虛擬世界裡。日子總不是那麼完美，阿寶身上也有著這樣那樣的毛病，但是，真實之外，阿寶那份愛你的心，從來如此，執著而深沉。那份擔當的義，從來如此，坦蕩而忘我。

最後，我還是想介紹一下自己，我是「午後雨林」，是他三十五萬微博粉絲裡的一個，我的微博簽名：「行走在醫者和媒體間，讓傳媒懂得醫者，讓醫者瞭解傳媒，最終擦亮公眾的眼睛。小女子尋找同盟！」沒錯，我和阿寶互為同盟，讓公眾更瞭解醫學，最終擦亮公眾的眼睛，也許這也是阿寶為什麼要這般辛勤筆耕的原因吧。

我就此擱筆了，這是我欠了阿寶整整一年的帳，但願能讓你更懂阿寶幾分。

午後雨林

目錄

序一　我行醫生涯的三次流淚　3
序二　歷史醫學：聊點不一樣的科普　18
序三　關於阿寶　20
1　埃及豔后的死亡之謎　27
2　凱倫・卡本特：不能承受的生命之輕　37
3　吸血鬼與狂犬病　43
4　救人良藥何以成為殺人毒藥：流行音樂天王麥可・傑克森之死　53
5　乳癌：陳曉旭與安潔莉娜・裘莉的不同命運　63
6　維多利亞女王的血友病基因與俄羅斯十月革命的爆發　73
7　氣管切開術：華盛頓錯過的那一線生機　81
8　拿破崙的失敗與斑疹傷寒　89

9 提前終結第一次世界大戰的西班牙流感 99
10 都是沒藥惹的禍：蘇格蘭為何失去獨立？ 109
11 天使 or 惡魔：歷史上的藥物安全事件 117
12 糖尿病：儉約基因與胰島素 129
13 吳佩孚之死與魯特維氏咽峽炎 137
14 張學良的毒癮與中華民族的十四年苦難 147
15 大明帝國的氣數與張居正的痔瘡 157
16 古人聞之色變的背疽到底是什麼？ 165
17 周郎的金瘡和趙光義的腿傷：談談慢性骨髓炎 171
18 諸葛亮機關算盡，為什麼最後鬥不過司馬懿？ 175
19 關雲長的刮骨療毒是炒作出來的嗎？ 183
20 一頓酒肉如何斷送了一代詩聖 189
21 李元霸之死與雷電擊傷 195

22 包公的黑臉與深色食物的禁忌 201
23 千年女屍不腐之謎與膽管結石 209
24 鄭莊公出生時的難產與人類演化的代價 219
25 小腿骨折如何要了秦武王的命？ 227
26 操縱帝王命運的天花：從順治之死談起 233
27 同治皇帝是死於梅毒嗎？ 245
28 光緒之死與歷史上那些大名鼎鼎的毒藥 255
29 李小文院士之死與酒精性肝硬化 263
30 漫談中國的飲酒惡習 269
31 夫差他爹是怎麼死的？ 277
32 千秋功罪誰評說：B肝疫苗的歷史 283
後記 291

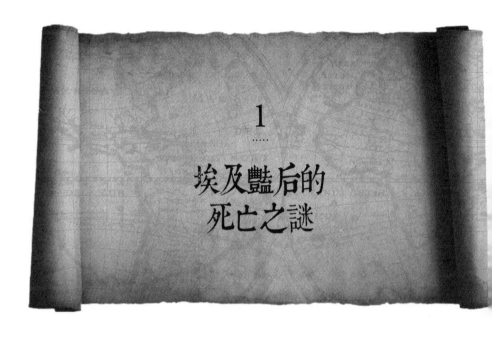

1

埃及豔后的死亡之謎

相傳克麗奧佩脫拉跟兩名侍女偷運了一條眼鏡蛇，輪流讓眼鏡蛇咬而自殺，幾分鐘後待屋大維聽聞消息趕到，埃及豔后已經香消玉殞。

然而就現代醫學來看，毒蛇咬傷人後，蛇毒從咬傷部位進入循環並擴散到全身同樣需要一定的時間，眼鏡蛇咬傷後的死亡時間多為六～十二小時。而連續咬人的情況下，更不能保證每次都有足夠毒液排出。連咬三人，毒液量都如此充足且令三人都在十幾分鐘內死亡，還是有些匪夷所思……

托勒密王朝是埃及歷史上很重要的一個王朝，這個王朝是在曾經叱吒風雲的亞歷山大大帝死後，由他的一個叫托勒密的將領建立的。托勒密王朝始於西元前三〇五年，終於西元前三〇年，歷時二七五年。

有意思的是，托勒密王朝最著名，而且在埃及口碑極好的統治者，卻是最後的亡國之君——著名的埃及豔后，克麗奧佩脫拉七世。

如果克麗奧佩脫拉的事蹟發生在中國，我估計她分分鐘就被中國的那幫理學家罵成渣渣。她不僅是一個亡國之君，而且還有一個按照中國傳統最不能容忍的問題：剋夫。

古埃及王室的傳統都是親兄弟姊妹結婚，以保證血統的純正。在克麗奧佩脫拉十八歲那年，她嫁給了自己的異母弟弟托勒密十三世，這是被她剋死的第一任老公。

結婚不久，夫妻兩人也是姊弟倆就為了爭權鬧得不可開交，最終刀兵相見。最終弟弟兼丈夫贏了姐姐兼老婆，克麗奧佩脫拉被迫逃亡。恰在此時，羅馬的掌權者凱撒來到了埃及，看到機會的克麗奧佩脫拉想辦法見到了凱撒，並成功地讓凱撒拜倒在自己的石榴裙下。據說，她是把自己藏在毯子裡被人送進王宮見到凱撒並迷倒凱撒的。

有一種說法：男人的使命是征服世界，而聰明的女人則透過征服男人來征服世界。在凱撒的支持下，克麗奧佩脫拉成功翻盤，最終幹掉了自己的第一任丈夫及自己的親弟弟。然後，她一方面做凱撒的情人，另一方面又按照傳統嫁給了自己的另外一個弟弟托勒密十四世。

西元前四十六年，克麗奧佩脫拉帶著自己和凱撒的孩子與凱撒一起來到羅馬。此時的克麗奧佩脫拉野心勃勃，一心想成為凱撒的正妻，並讓自己的兒子成為凱撒的繼承人。本來克麗奧佩脫拉很有希望實現一次小三的完美逆襲，要知道她給凱撒生的可是凱撒唯一的兒子。但是很不幸，回到羅馬僅兩年，凱撒就被刺殺了。一代梟雄凱撒，就這樣成了被克麗奧佩脫拉剋死的第二任老公。

失去了幫她征服世界的男人，克麗奧佩脫拉終於發現自己其實沒有征服世界的能力，為了活命，她趕緊帶著孩子逃回埃及。回到埃及後不久，她的弟弟兼老公托勒密十四世就不明不白地死了，很多人認為是被她毒死的。這是被她剋死的第三任老公。她的兒子小凱撒被立為王，與她共治埃及。

凱撒死後，羅馬大亂，安東尼、屋大維、雷必達最終勝出，構建了後三巨頭同盟。西元前四十一年，克麗奧佩脫拉以極其華麗的出場方式在塔爾索與安東尼見面，並成功地迷倒了安東尼，征服了又一個心甘情願幫她征服世界的男人。

問題是，安東尼被征服得實在太徹底了，真把自己當成了埃及的上門女婿。沉迷溫柔鄉的安東尼乾脆常住埃及，並立遺囑說自己死後要葬在埃及的亞歷山大港。

此後安東尼與凱撒的繼承人屋大維關係破裂，這份遺囑後來被屋大維設法取得並公布後，在羅馬引起了軒然大波。自己的國家領導人心甘情願做了別人的上門女婿不說，還心甘情願要埋骨他鄉，是可忍孰不可忍，痛心疾首的羅馬人認定安東尼已經徹底背叛了羅馬。羅馬人最終同意屋大維與埃及開戰，好好教訓一下這個不愛羅馬愛美人的埃及上門女婿。

羅馬與埃及開戰。沉迷溫柔鄉已久的安東尼最終戰敗自殺，這是克麗奧佩脫拉剋死的第四個男人。

最後，屋大維俘虜了末代法老克麗奧佩脫拉，並殺掉了可能危及自己繼承人地位的小凱撒。此後埃及托勒密王朝滅亡，埃及成為羅馬的一個行省。

其實，說起來，決定王朝命運的，最終還是靠實力。沒有足夠的實力，任你美若天仙智慧超群，任你顛倒眾生智計百出，最終還是個被宰割的命。

據說克麗奧佩脫拉又試圖勾引屋大維，但沒有成功。其原因很多人歸結為屋大維性格堅韌胸懷壯志，我倒覺得不盡然。要知道，克麗奧佩脫拉成功引誘凱撒時才二十一歲，成功引誘安東尼時是二十八歲，而她見到屋大維的時候已經三十九歲，在那個年代已算是很老了。自古紅顏多薄命，不許人間見白頭，任你貌若天仙，總不能姿色永駐。這世上哪有那麼多人排隊等著幫你征服世界呢。

還有一個說法是屋大維根本就是一個gay，對女色無感。對此，姑妄言之姑妄聽之吧！

被俘虜不久的克麗奧佩脫拉很快就死了。她的死因眾說紛紜，最常見的說法是：她勾引屋大維失敗後，知道自己要被作為戰利品運到羅馬示眾，為不受羞辱，她決定自殺，讓人用無花果果籃藏了一條蛇（一般認為是埃及眼鏡蛇），送到自己的住處，並給屋大維寫了一封信希望與安東尼合葬。然後她讓眼鏡蛇咬了自己一口，她的兩個侍女也依次讓毒蛇咬了自己，待屋大維趕到時，末代法老克麗奧佩脫拉和她的一位侍女已經香消玉殞，而另一位侍女也奄奄一息。

但這種說法還是很有值得懷疑的地方。

首先，看看克麗奧佩脫拉的一生，她實在不像是一個三貞九烈愛惜聲譽到可以自殺的人。她這人性格極其堅韌，而且做事沒什麼底線。為了王位，她可以殺死自己的兩個弟弟兼老公；為了求得凱撒的支援，她可以藏身毯子裡進入王宮以求見到凱撒；凱撒死後沒多久，她又成功地引誘安東尼。這種性格的人會為一些屈辱而自殺，說起來怎麼都不能讓人信服。

其次，她的死亡是否符合眼鏡蛇咬傷的表現也存疑。要知道，成年的埃及眼鏡蛇極其粗壯，可達一．五～二．四米長，顯然這東西不太容易藏在無花果果籃裡。即使藏進去，要讓蛇乖乖地保持不動騙過守衛恐怕也不是一件容易的事情。

克麗奧佩脫拉死前給屋大維送了封信，而屋大維接到信後立刻趕到她的住處，據記載兩人住的地方距離只有二百米左右。這個時間應該非常短，充其量幾分鐘到十幾分鐘。克麗奧佩脫拉和兩個侍女是輪流被蛇咬傷的，這需要時間。毒蛇咬傷人後，蛇毒從咬傷部位進入循環並擴散到全身同樣需要一定的時間，一般而言，眼鏡蛇咬傷後的死亡時間多為六～十二小時，其中毒性最強的菲律賓眼鏡蛇可以在一小時內致人於死，埃及眼鏡蛇毒性僅次於菲律賓眼鏡蛇，可在兩小時內致人死亡。毒蛇並不是每次咬人都會排出毒液，換言之並不是每次咬人都能致死，尤其是連續咬人的情況下更不能保證每次都有足夠毒液排出。連續咬死三人這種極端情況我們雖然不能排除，但連咬三人毒液量都如此充足令三人都在十幾分鐘內死亡還是有些匪夷所思。

我個人覺得，克麗奧佩脫拉其實是死於屋大維的謀殺，而兩個侍女相繼死亡，無非是殺人滅口而已。羅馬要吞併埃及，克麗奧佩脫拉的存在是個很大的麻煩，處死她才能徹底消除後患。但克麗奧佩脫拉威望很大，而且由於她和凱撒以及安東尼的關係，她在羅馬也不乏支持者，在這種情況下，公開處死克麗奧佩脫拉會帶來很多麻煩，讓她「自殺」無疑是最好的選擇。

歷史向來由勝利者書寫，勝利的屋大維完全可以根據自己的需要公布埃及豔后的死因，當然，如果他能多懂點兒毒蛇咬傷的知識，沒準能把故事編圓了。

對於我們這些凡夫俗子而言，這輩子既不可能用毒蛇自殺，也不大可能需要編造此類故事。但是，掌握一些毒蛇咬傷的急救常識還是很有必要的。

全世界共有蛇類約二七〇〇種，其中毒蛇約六五〇種，中國蛇類有一百六十餘種，其中毒蛇約有五十餘種，含劇毒的有十種。

蛇類的毒素有很多種，主要包括以下三類。

神經性毒：主要作用於延髓和脊髓神經節細胞，導致各種神經症狀。神經性毒可阻斷肌神經傳導，使肌肉失去神經的支配控制，導致肌肉癱瘓和呼吸肌麻痹，引起患者死亡。埃及豔后傳說中的埃及眼鏡蛇，其主要致死毒素就是神經性毒。

出血性毒：有強烈的溶組織、溶血和抗凝血作用。主要為溶解蛋白酶和磷脂構成，此外還有類似透明質酸酶和抗殺菌物質。這些物質有多毒呢？說說它的用途就可以了，毒蛇咬傷獵物後，這些東西不僅能殺死獵物還能幫助分解獵物的組織，以利於自己消化。很多小動物在被吞進去之前就已經被大量血液毒分解成肉湯包了。這種東西進入人體的後果，你自己想去吧。

混合毒素：兼有上述兩種毒，但致死的主要原因一般是神經性毒。

在野外，如果被毒蛇咬傷了，該怎麼辦呢？

首先是把蛇打死。這倒不是為了報仇，而是後期救治的需要。

被毒蛇咬傷後，要想正確救治，醫生得先搞明白蛇到底有沒有毒，有哪種毒，才好有針對性地採取措施。除非你的蛇類知識非常豐富，能確定自己被哪種蛇咬傷，否則把死蛇交給專業人員鑒定是最可靠的辦法。

如果沒有認識鑒別蛇類品種的知識，判斷咬人的蛇有毒沒毒是件很困難的事情。靠咬痕來判斷是一種常用的方法，一般而言，被毒蛇咬傷後往往表現為一對或者兩對大而深的傷口，而無毒蛇咬傷一般為一兩排細密的牙痕，但這種方法並不是完全可靠，因為有一些毒蛇的牙痕和無毒蛇非常相似。

蛇類的頭型和花紋也是判斷是否有毒的辦法，但同樣不牢靠，雖然大部分毒蛇都是三角形腦袋，但有幾種毒蛇例外。大部分毒蛇都有顏色鮮豔的警告色，但這同樣也不是絕對的。

所以，無論被什麼蛇咬傷，都最好到醫院治療，而且最好提供蛇的屍體以便治療。不過，如果打死蛇比較困難，甚至毒蛇仍有攻擊能力，也絕不要強求，應該立即撤退到安全地帶，脫離其攻擊範圍。如有可能，手機拍照或者至少盡量記住蛇的形態特徵。

打死蛇後，你要做的第二件事情，是盡量阻止和減緩毒素的吸收。

最常用的辦法是捆綁，在被咬傷肢體的近端五~十公分處結紮以減緩毒素吸收。結紮需要的東西可以就地取材，手帕布條乃至內褲均可，結紮的鬆緊度以阻斷淋巴和靜脈回流為度，每十五～二十分鐘可以放鬆一～二分鐘，但注意避免不必要的反覆綁紮和鬆放。

捆綁完後，要想辦法清洗傷口和盡量排出毒液。如果你手邊有利器的話，盡量咬牙忍住疼痛，以牙痕為中心或者在兩個牙痕之間切開十字形傷口。傷口不需要太深，切到皮下就行，否則下手太狠切斷血管也是很危險的事情。

切開的傷口可以用液體進行清洗，用肥皂液生理食鹽水都行，沒有條件的話，用清水也可以。清洗的同時可以盡量擠壓傷口將毒液擠出。擠壓與清洗過程可以交替進行。

由同伴用嘴吸出毒液的辦法現在不提倡，近十幾年的研究結果認為這種做法收益極小而風險極大。理論上，只要蛇毒不入血就是安全的，但誰能保證自己沒有點口腔黏膜潰爛或者齲齒之類的，所以這個辦法還是不要嘗試。

如果條件許可，受傷的部位可以用冰塊或者冰袋進行降溫，以緩解疼痛，減慢毒素吸收速度，降低毒素中酶的活性和局部代謝。

被咬傷後，切記要將傷處置於低於心臟水平面位置，以減慢毒素吸收。

最後，被咬傷後一定要保持冷靜，當然這也許很難。最好是傷肢固定後平放運送到醫院去。但如果沒有條件，就只能自己走著去醫院啦，去醫院時注意千萬不要奔跑。再次提醒一下，去醫院時別忘了帶著蛇的屍體。如果沒有，盡量記住蛇的形態特徵。

剩下的事情，就交給醫生吧。治療毒蛇咬傷最有效的是抗毒血清，當然對於一些重症患者還要進行各種複雜的搶救處理。雖然對於有些重症患者醫生還是無力回天，但生活在現代，你畢竟比克麗奧佩脫拉幸運多了。

2

凱倫·卡本特：不能承受的生命之輕

神經性厭食症，又稱厭食症，是患者自己有意透過自願禁食、引吐、服用瀉藥、體育鍛鍊等方法過度追求苗條，造成體重明顯下降至正常生理標準體重以下，並極力維持這種狀態的一種心理生理障礙。

卡本特爭強好勝的完美主義性格，使得她不能容忍自己「不完美」，並在內心深處將變苗條作為獲得社會認同的手段之一。她對社會主流審美的迎合遠遠超出了正常限度，成了一種病態，最終導致了自己的悲劇。

作為一個體重嚴重超標的胖子，我一直以為：減肥是世上最困難的事情，沒有之一。從一個普通的農村孩子奮鬥成全國頂尖的燒傷中心的醫生，我對自己的毅力和吃苦耐勞的精神還是很自信的。通宵達旦地複習功課我做得到，沒日沒夜地加班加點搶救患者我做得到，不吸菸不喝酒不打牌不玩遊戲我都做得到，唯獨減肥一事，卻是實實在在的「臣妾真的做不到啊」！幾番下定決心，幾番咬牙切齒的努力，最終所有的決心都敵不過紅燒肘子和烤羊肉串的香味，均以失敗告終。

想想也很合理，自從人類誕生以來，幾百萬年的時間裡，人類都和其他動物一樣面臨著食物匱乏的問題。我們的原始祖先每天醒來要操心的第一件事，就是尋找足夠的食物。只有那些能獲得足夠熱量和能量的人，才能夠生存下來並將自己的基因遺傳下來。所以，演化之神早已經把對食物尤其是高脂肪高蛋白高熱量食物的渴望，牢牢地刻進了人類的基因裡。那些沒有足夠動力去追逐食物的人，都在天擇過程中被淘汰出局了。

同樣，不愛運動也是刻在人類基因中的本能，在食物和熱量匱乏的年代，不必要的運動意味著無意義的熱量消耗，這對生存非常不利。我們可以看看非洲草原的獅子，這些萬獸之王大部分時間都在慵懶安靜地休息，絕不輕易消耗辛辛苦苦捕食得來的熱量。只有兩件事情能夠驅使牠們運動起來，那就是捕食和交配。

所以，所謂的「好吃懶做」其實是人類演化過程中形成的本能，幾百萬年來，這種本能一直在保護人類的生存和繁衍。到近代，隨著工農業技術的進步，人類進入了食物大大豐富不再匱乏的時代，肥胖才開始成為困擾人類健康的問題。而減肥的兩個主要手段：節食和運動，卻偏偏都是違背人類本能的事情，這使得減肥對大多數人而言，成為一件艱難而痛苦的事情。

但是，無論演化還是本能有多麼強大，在一種更強大的力量面前依然要黯然失色，這種強大的力量，就是女性對美的追求。在一個以瘦為美的年代，一些人（主要是年輕女性）憑著對「瘦」的執著追求，不僅戰勝而且生生逆轉了這種本能，甚至將自己活活餓死。這就是在明星演員以及模特兒之間時有報導的一種疾病：神經性厭食症。

神經性厭食症又稱厭食症，是患者自己有意透過自願禁食、引吐、服用瀉藥、體育鍛鍊等方法過度追求苗條，造成體重明顯下降至正常生理標準體重以下，並極力維持這種狀態的一種心理生理障礙。厭食症多見於經濟發達食物供應相對豐富的地方，也就是發達國家和發展中國家城市。每天吃不上飯的窮人不會去追求變瘦，食物供應非常充足的地方卻有人會「厭食」，這實在令人哭笑不得。厭食症主要患者是女性，男性與女性患病之比約為一：十。發病年齡多在十三～二十五歲之間，正是女性最愛美的年齡。

厭食症的主要特徵是強烈害怕體重增加和發胖，嫌肥愛瘦在現代社會是一種普遍現象，本身算不得病態。但厭食症患者對苗條的追求遠遠超出了正常的限度，在患者體重已經遠遠低於正常情況下，她們依然認為自己太胖，堅持禁食和減肥。

厭食症的發病原因目前有多種解釋，但以瘦為美的社會審美觀無疑是極其重要的原因。本來過度的肥胖和過度的營養不良都不健康。但我們現代社會在對胖深惡痛絕的同時，卻對瘦情有獨鍾。愛美是女性尤其是年輕女性的天性，而我們的媒體和減肥產品廣告每天都不遺餘力地宣傳胖的罪惡和減肥的種種好處，竭盡全力地營造出瘦就是美的社會審美標準和輿論氛圍，潛移默化地使女性堅信苗條意味著更有吸引力和更容易成功，女性對瘦的執著追求也就難以避免。當這種追求超出了正常的限度，就會發展為病態。

除此之外，性格特徵也與厭食症的發生有著重要關聯。越是追求社會認同的人，越容易被社會的審美觀左右。那些爭強好勝、完美主義、自尊心強、敏感多疑的性格，以及遭受嚴重打擊和挫折的女性，更有可能試圖透過使自己變苗條途徑來獲得社會的認同並獲得成功。

近些年來，對基因的研究和大腦的研究顯示，1、3、4號染色體上某些基因的多態性表達與限制型厭食症有顯著關聯。而大腦功能障礙引起的形象扭曲，也可能在厭食症發病中占據重要地位。

厭食症患者營養攝入不足，自然會導致程度不同的營養不良，嚴重營養不良會造成患者代謝和內分泌紊亂，部分患者可因極度營養不良而出現惡質症、生命機能衰竭從而危及生命。厭食症的死亡率高達五%～十五%，絕大部分厭食症患者死於營養不良導致的各種併發症，多死於心臟併發症、多器官功能衰竭、繼發感染等，還有部分死於自殺。而兒童和青春期的厭食症患者，還會出現嚴重的發育障礙。

在厭食症的眾多犧牲者名單中，有一個巨星級歌手，叫做凱倫·卡本特（Karen Carpenter）。我最早接觸卡本特的歌，是她去世十年後的一九九三年。那時候我剛讀大學一年級，和絕大部分同學一樣，為了練習英語聽力應付四六級考試，我買了便宜的山寨版卡式播放機和盜版英語錄音帶，半娛樂半強迫地去聽英文歌曲。在所有聽過的歌曲中，最好聽、印象最深刻的，就是那首著名的《昨日重現》（*Yesterday Once More*），那優美的旋律，純情而帶著淡淡憂傷的嗓音，穿越時空阻隔，成為不朽的經典。

無論歌聲還是人品，卡本特都是無可挑剔的。她是一個極度的完美主義者，一生中從未放縱自己的行為，她滴酒不沾，更不碰毒品。她的純潔在娛樂圈裡屬於難得的異數。然而，這個畢生追求完美的歌手，最終成了厭食症的犧牲品。說起來令人扼腕的是，卡本特的這種性格特點，可能恰恰是她得厭食症的重要原因。她沒有任何叛逆行為的純潔，某種程度上可以視為她遵從社會規則並渴望社會認同的表現，這些社會規則自然也包括以瘦為美的主流審美觀點。卡本特爭強好勝的完美主義性格，會使得她不能容忍自己「不完美」，並在內心深處將變苗條作為獲得社會認同的手段之一。她對社會主流審美的迎合遠遠超出了正常限度，成了一種病態，最終導致了自己的悲劇。

在離開人世前，卡本特已經和厭食症鬥爭了數年時間，其間接受過長達一季的精神心理治療，並曾採用靜脈營養的方式增加體重。有資料顯示，卡本特死前不僅進食極差，而且大量使用甲狀腺素片和緩瀉劑來減輕體重。在卡本特三十三歲生日前幾天，即一九八三年二月四日，她突發心臟衰竭。醫護人員起先在卡本特的頸部還發現有微弱的脈搏，因此認為救活她的可能性很高，但是不久她的心臟情況又開始急遽地惡化。當天上午九點五十一分，卡本特被宣告不治。

卡本特的屍體解剖結果顯示，死亡的主要原因是厭食症和使用吐根鹼導致的心臟衰竭。吐根鹼來自吐根糖漿。吐根糖漿是一種催吐劑，主要用於藥物服用過量或者口服毒物時的催吐。一些厭食症患者在進食後服用吐根糖漿，將吃下去的東西再吐出來，以達到減肥的目的。屍體解剖結果同時顯示，死亡時卡本特呈惡質症的表現。所謂惡質症，是一種生命機能極度消耗和營養不良導致的症候群，多見於腫瘤晚期。患者極度消瘦，皮包骨頭，腹部凹陷，形如骷髏。據說，卡本特死亡時，體重只有三十多公斤。

凱倫．卡本特，一個才華橫溢的巨星，就這樣在一個物質極其豐富的時代，活活地把自己餓死，那美妙的歌聲也從此成為絕響。是天妒英才，還是性格決定命運？無法回答。昨日無法重現，唯願今天愛美的年輕女性引以為戒。

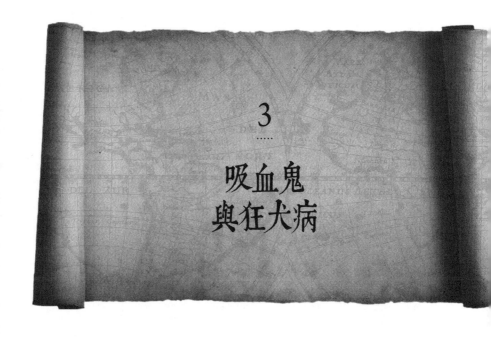

3

吸血鬼與狂犬病

仔細看看傳說故事中吸血鬼的特點就會發現，他們和現實中的狂犬病患者竟是如此的相似。

狂犬病患者的典型臨床症狀就是怕光、怕風、怕水。不是一般的怕，而是一種極度的恐懼。傳說中吸血鬼怕光，只敢晚上出來活動，這完全符合狂犬病患者怕光的表現。

傳說中吸血鬼怕加持過的聖水，而現實中的狂犬病患者尤其怕水，不只是害怕聖水，甚至聽到水聲都能引起嚴重的咽肌痙攣。

流行文化實在是難以琢磨的東西，最近這幾年，全世界的審美潮流似乎突然翻了個兒，幾千年來一直充當反派的巫婆、魔法師、狼人、吸血鬼，突然全被洗得白白的，成了正面形象。我那上小學五年級的兒子整天抱著本《哈利．波特》看得津津有味；小學妹談起《暮光之城》裡的帥哥們一臉花癡；科裡的護士妹妹則念念不忘算著日子追《吸血鬼日記》。面對我這樣懵懵懂懂聽不懂他們說啥的中青年土鱉，他們則只有鄙夷的兩個字評價：麻瓜。

吸血鬼的傳說在歐洲廣為流傳，傳說中的吸血鬼是由人的屍體變成的醜陋、沒有智力的吸血生物，與現在影視作品中的殭屍類似，而與現在那些英俊瀟灑，且有特異功能的高大上形象，實在相去甚遠。

吸血鬼裡面最著名的，當數大名鼎鼎的德古拉伯爵。德古拉這個形象最初來自於愛爾蘭作家伯蘭．史杜克（Abraham "Bram" Stoker）於一八九七年出版的以吸血鬼為題材的哥德式恐怖小說。在小說中，德古拉伯爵本是虔誠的基督徒，為了對抗異教徒的侵略，他告別愛人伊莉莎白，帶著對上帝的虔誠信仰走上戰場英勇作戰並獲得勝利。不想狡詐的敵人故意散布謠言，說他在前線戰死。伊莉莎白相信了謠言，悲痛萬分，傷心自盡。凱旋的德古拉伯爵，見到心上人遺體後悲痛欲絕，並遷怒於上帝，認為上帝對自己不公。被悲痛和憤怒摧毀理智的德古拉伯爵背棄了上帝，變成了吸血鬼。後來有部很有名的電影《吸血鬼：真愛不死》就是以這個故事為背景改編的。

如果說《吸血鬼：真愛不死》中吸血鬼的形象還有些醜陋可憎的話，二〇一四年上映的電影《德古拉：永咒傳奇》裡面，伯爵的形象簡直和聖人差不多了。影片中他為了保護自己的妻兒和人民不被土耳其奴役屠殺，主動將自己變成吸血鬼以獲得超自然的力量，並在戰勝強大的敵人後選擇自我毀滅，令人感動不已。

有人考證，歷史上德古拉伯爵確有其人，是瓦拉幾亞大公弗拉德三世，在一四五六年至一四六二年間統治現在的羅馬尼亞地區。他驍勇善戰，在位期間一直和入侵領土的鄂圖曼土耳其軍隊作戰，並最終於三十一歲時戰死沙場。在羅馬尼亞人眼中，他是一位民族英雄。但這個英雄有點過於殘暴，他喜歡「刺刑」，將犯人釘在削尖的木棍上，令其受盡折磨而死。他的這一愛好在《德古拉：永咒傳奇》裡面也有體現。

這種殘暴的做法實在很得罪人，所以他後來被醜化成一個住在棺材裡面，晚上出來吸人血的吸血鬼，而消滅吸血鬼的辦法之一就是以木棒刺穿心臟。我覺得這個辦法很可能是對他恨之入骨，想以其人之道還治其人之身的那些人意淫出來的。

德古拉伯爵的城堡現在還在，位於羅馬尼亞中西部，離布拉索夫三十公里遠處，因為德古拉的故事，這裡已經成為一個旅遊勝地。

仔細看看傳說故事中吸血鬼的特點就會發現，他們和現實中的狂犬病患者竟是如此的相似。

吸血鬼是怎麼來的呢？傳說故事和各種文學影視作品均遵循的說法是：被吸血鬼或吸血蝙蝠咬過的人會變成吸血鬼。

那狂犬病是怎麼來的呢？狂犬病的病原體是狂犬病毒。理論上，含有狂犬病毒的任何體液都可能成為傳染源，這些體液接觸到黏膜或者皮膚破損的傷口，就能進入人體內並造成感染。狂犬病毒主要活躍在唾液腺、舌部味蕾及嗅神經上皮等處，因此狂犬病的最主要傳播途徑就是「咬」。

雖然迄今為止全世界尚無人與人之間因為「咬」而被傳染狂犬病的病例，狂犬病患者發病時也極少有咬人等攻擊性行為。但是，狂犬病患者的唾液中含有大量的狂犬病毒，如果咬了人是完全可以傳播狂犬病毒的。在現代醫療條件下，狂犬病患者會得到很好的隔離措施，不會有咬人的機會，即使咬了人也會透過注射疫苗等方式阻斷傳播。但在古代預防手段落後的情況下，人咬人傳播狂犬病是完全可能發生的。

關於狼人咬傷，竊以為，所謂的狼人很可能就是被傳說妖魔化的狂犬。得了狂犬病的犬類往往有極強的攻擊性，而且流涎增多，尾巴夾於兩腿之間。其表現恐怖而怪異，很容易被無知者演繹成「狼人」這種恐怖的東西。

蝙蝠咬傷同樣是狂犬病的傳播方式，尤其在北美地區。如今由於這些地方在犬類中大規模推廣狂犬疫苗注射，因此犬類已非狂犬病的主要傳播途徑，而讓位給蝙蝠。

除此之外，貓、臭鼬、鼠等其他齧齒類動物，也都能夠傳播狂犬病毒。

傳說中吸血鬼的主要特徵是怕光，只能晚上出來活動，白天不敢出現。此外吸血鬼還害怕聖水、銀器、十字架。

我們再看看人感染狂犬病毒後的表現。

人感染狂犬病毒後，一般會有長短不一的潛伏期，潛伏期多在一～三個月，但也有小於一週或者長於一年的，新聞曾報導有潛伏期超過十年的病例。狂犬病毒進入人體後，首先在咬傷部位的肌肉組織中複製，然後通過周圍的神經末梢侵入神經組織，按照從地方到中央的路線，沿神經組織逐漸向中樞侵襲，速度大概是三毫米／小時，待全面入侵脊髓、腦幹及小腦後，再按照中央到地方的路線，由中樞神經向外周大舉入侵，破壞支配各個臟器的神經功能，最後導致患者死亡。

狂犬病患者的典型臨床症狀就是怕光、怕風、怕水。不是一般的怕，而是一種極度的恐懼。

傳說中吸血鬼怕光，只敢晚上出來活動，這完全符合狂犬病患者怕光的表現。傳說中吸血鬼害怕銀器，可能是銀器較為光亮，所以他們怕的其實是銀器的閃光。

傳說中吸血鬼怕加持過的聖水，而狂犬病患者尤其怕水，狂犬病還有個名字叫恐水症，患者往往極度口渴卻不敢喝水，強行餵水也無法下嚥。當然，現實中的狂犬病患者什麼水都怕，不只是害怕聖水，甚至聽到水聲都能引起嚴重的咽肌痙攣。說吸血鬼害怕聖水還畏懼十字架，這應該是屬於給教會臉上貼金了。

還有一種可能性就是：在宗教占統治地位的年代，當有人狂犬病發作時家人往往會求助神父，神父會拿著十字架和聖水來作法。而狂犬病患者發病後死得很快，這就給人一種聖水和十字架消滅了吸血鬼的錯覺。

狂犬病病毒在世界範圍分布廣泛，而亞洲和非洲的農村地區是重災區，每年有五五〇〇〇人因感染狂犬病而死，其中大多數小於十五歲。中國年均二四〇〇人左右死於狂犬病，僅次於印度排世界第二，其中主要原因是狗咬傷。

與霍亂天花鼠疫等烈性傳染病不同，狂犬病的傳播途徑相對單一，難以出現大規模爆發性流行，千百年來對人類健康的威脅相對有限。狂犬病最可怕之處，在於它至今保持著一項所有其他傳染病均不可能超越的紀錄：一旦發作，死亡率幾乎百分百。加上「幾乎」二字純屬為了嚴謹，目前全球雖有狂犬病發病後存活的個案，但這極少量個案不僅治療方法難以在其他患者身上重複療效，其診斷也存在爭議。

幫助人類戰勝狂犬病的，不是上帝，不是十字架和聖水，而是上帝派往人間的天使，人類歷史上最偉大的科學家之一，有「微生物學之父」稱號的路易·巴斯德（Louis

Pasteur）。

路易・巴斯德在近代科學史上是神一般的存在，他的貢獻涉及到幾個學科，但他的聲譽則集中在保衛、支持菌原論及發展疫苗接種預防疾病方面。這其中任何一個貢獻，都足以令他名垂青史。

一八八五年，一個絕望的母親，帶著她九歲孩子來到了巴斯德的研究所，孩子名叫梅斯特（Joseph Meister），被瘋狗咬傷，一旦發病，必死無疑。

此時，巴斯德已經研究了狂犬病五年的時間。限於當時的技術條件，人類尚無法看到狂犬病毒。巴斯德經過艱苦的努力，最終確定病原體存在於患狂犬病動物的腦和脊髓中，而且是一種比病菌更微小，能夠通過超濾器的微生物。

巴斯德在此前的研究中發現，微生物經過傳代後毒性可能會降低。一八八二年，巴斯德在牛腦中分離到一株狂犬病毒，他把這株病毒在兔腦內連續傳代九十代。在傳到五十代時，病毒的潛伏期由原來的十五天縮短為固定的七天，而且毒力有所減弱，成為固定毒。一八八五年，巴斯德嘗試用固定毒感染家兔，在發病七天後取出脊髓並乾燥，製成了減毒活疫苗。

根據乾燥時間的不同，疫苗的毒力也不相同。巴斯德嘗試先給犬類注射毒力最弱的病毒，然後依次注射毒力越來越強的病毒，讓被感染的動物獲得對狂犬病毒的免疫力。

動物身上的實驗成功了，但是用在人身上的效果如何，他並不清楚。

面對這個可憐的孩子和母親期盼的眼神，巴斯德最終決定冒險一試。他給孩子注射了狂犬疫苗，希望趕在狂犬病毒發作前讓他獲得免疫力。

巴斯德成功了，這個幸運的孩子，成了人類歷史上第一個從狂犬病魔爪下逃生的幸運兒，後來他成了巴斯德研究所的看門人。

一八八九年，巴斯德宣布狂犬疫苗研製成功。肆虐千百年的狂犬病，終於遇到了自己的剋星。一八九五年九月二十八日，七十二歲的巴斯德因尿毒症去世，葬在巴斯德研究所的一個教堂裡。一九四〇年納粹德國占領巴黎，在巴斯德陵前守衛了數十年的梅斯特自殺身亡，時年六十四歲。

宣布疫苗成功一百多年過去了，狂犬疫苗的製備工藝已經發生了翻天覆地的變化，巴斯德的減毒疫苗早已經被更安全的非活性疫苗替代。但從巴斯德年代到現在，人類應對狂犬病的手段始終未變：無法治療，但可以預防，而預防的最核心的措施是狂犬疫苗注射。一旦出現狂犬病毒暴露或者可疑暴露，應該在妥善處理傷口的同時，按照標準流程注射狂犬疫苗，對於部分患者，還需要注射狂犬病毒抗體。任何人在被動物咬傷後都應及時就醫，按照醫生的建議進行必要的處理。

這些年，有這麼一種說法流傳很廣：中國對被動物咬傷患者進行的狂犬疫苗注射過多過濫，九九・八%的注射是不必要的。這種說法其實並不準確而且誤導性很強。也許，在美國和一些歐洲國家可能確實是不需要注射疫苗的，但這不等於在中國同樣不需要注射，這是由在不同國家、不同的病毒流行程度所決定的。

世界衛生組織認為：當狂犬病疫苗接種覆蓋率超過七〇%方能有效控制狂犬病。美國透過大規模的犬類疫苗接種，已經有效控制了狂犬病，在北美地區，狂犬病的主要傳播管道已經是蝙蝠而不是犬類。而在中國，犬類疫苗注射率遠遠低於七〇%，這使得中國犬類攜帶狂犬病毒的可能性遠遠高於美國。既然被中國狗咬傷後感染狂犬病毒的機率遠遠高於美國，所以我們不得不採取更積極的預防措施。

被健康犬咬傷要不要接種狂犬疫苗？如果確定犬是健康的，沒有感染狂犬病毒，當然不需要。但問題是，對於這個「健康」的判斷卻是很困難的事情。一些外觀健康犬的腦組織亦能檢測或分離出狂犬病毒。而且我們不要忘記：狂犬病一旦感染死亡率幾乎是百分之百的，而狂犬疫苗注射非常安全。在這種情況下，即使被外表看起來健康的犬類咬後，依然應該進行疫苗注射。

被注射過狂犬疫苗的狗咬傷後要不要接種狂犬疫苗？在歐洲很多國家和美國是不需要的，中國部分專家也支持這種說法。但問題是，接種狂犬疫苗並不能百分之百保證被接種動物避免狂犬病毒感染。換言之，小部分接種過狂犬疫苗的狗產生不了對狂犬病毒的永久抵抗力，仍然可以感染和傳播狂犬病毒。歐美透過對犬隻大規模狂犬疫苗接種已經切斷了病毒在犬類中的傳播，而中國遠遠做不到這點。作為狂犬病流行地區，很遺憾，在中國被接種過狂犬疫苗的狗咬傷後，還是注射疫苗比較安全。

咬人的動物觀察十日未發病是否可以停止注射狂犬疫苗？世界衛生組織建議對貓、狗造成的狂犬病毒暴露採取「十日觀察法」，即在十天內對致傷的動物進行觀察，如果十天內動物沒有出現狂犬病症狀，則傷者可停止後續的暴露後處置。這種方法是科學可靠的，但僅限於家養寵物貓和狗，尚沒有可靠證據證明可以適用於其他動物。而且十日觀察法在中國並不實用，由哪個部門派人負責觀察都是大問題，還不如直接按照標準流程注射疫苗省事。

被齧齒類動物如老鼠咬傷後是否有必要接種狂犬疫苗？二〇一二年，WHO國際狂犬病專家磋商會發布的報告認為：除極特殊情況之外，被老鼠咬傷均不需要接種狂犬病疫苗。不過，國內專家對此眾說紛紜。中國大部分地區屬於狂犬病的高發區，並且曾經有過被老鼠咬傷導致狂犬病的案例，被老鼠咬傷後感染狂犬病毒的機率確實很低，但並非絕對安全。在這種情況下，最好就是告訴傷者感染風險極低，但並非是零，然後由其自行決定是否接受預防注射。

4

救人良藥何以成爲殺人毒藥：流行音樂天王麥可·傑克森之死

導致一代天王殞落的異丙酚到底是何種藥物？傑克森為什麼要使用異丙酚？異丙酚又如何導致了天王的死亡呢？

麥可·傑克森並沒有心臟病，他的主要問題是藥物依賴和失眠。以他的名氣和經濟實力，什麼世界一流的專家請不來，結果卻死在一個毫無節操的心臟內科醫生手中。這就涉及另外一個複雜的話題：醫病關係。

二〇〇九年六月二十五日，對全世界的流行音樂迷來說都是一個悲傷的日子，這一天，流行音樂之王，擁有包括總唱片銷量和單張唱片銷量兩項世界第一在內的十項金氏世界紀錄的一代天王麥可．傑克森，在他位於洛杉磯荷爾貝山租賃的住處逝世。他的私人醫生康拉德．莫里（Conrad Murray）曾試圖急救但沒有成功。救護人員在幾分鐘後抵達現場，對他進行了心肺復甦並將其緊急送往加州大學洛杉磯分校附屬醫療中心急救，當地時間兩點二十六分，麥可．傑克森被宣告死亡。

傑克遜逝世的這條新聞迅速在網路上傳開後，暴增的訪問量一時間造成了維基百科和推特伺服器崩潰，谷歌最初甚至認為這極短時間內數以百萬計的以「麥可．傑克森」為主題詞的搜索是遭遇到了DDoS攻擊（阻斷服務攻擊），所以阻止了有關麥可．傑克森的搜索長達三十分鐘。

麥可．傑克森是一個無爭議的天才。我不是他的歌迷，對流行音樂也無感，但也能哼唱幾首麥可．傑克森的歌，尤其喜歡那首《地球之歌》（*Earth Song*）。那宛如天籟般空靈優美的聲音，讓人百聽不厭。

麥可．傑克森給無數人帶來了無盡的歡樂，但是他的人生卻遠遠談不上幸福。他和父親關係很差，據說自幼被父親虐待。他身患嚴重的白斑病（Vitiligo）和紅斑狼瘡，長期被病痛折磨。他多次官司纏身，一九九三年，他被控性侵兒童，為了證明自己的清白，他裸體接受生殖器檢查，最後更是被迫以二二〇〇萬美元的代價庭外和解。二〇〇三年，他再次被控猥褻兒童，經歷長達一年的取證調查，他的全部十項指控被裁定為無罪。但是，這兩次指控對他的聲譽造成了嚴重的負面影響，也對他的精神和心理造成了沉重的打擊。

傑克森死後，他的死因一度成為人們關注的焦點。驗屍官在麥可．傑克森體內發現了三種藥物成分，分別是蘿拉西泮（Lorazepam）、咪達唑侖（Midazolam）和異丙酚（Propofol），前兩種是鎮靜催眠藥物，而異丙酚則是一種快速強效的全身麻醉劑。驗屍官同時證實：麥可．傑克森生前身體很健康。

根據驗屍結果，驗屍官認為異丙酚是直接致死的原因，同時將天王之死明確定性為他殺。理由是：一、驗屍表明，致死的異丙酚和其他鎮靜催眠藥物是由其他人注射的；二、異丙酚是在非正常醫療狀況下被注射的；三、為病人注射異丙酚不符合基本安全要求，注射異丙酚時應該進行基本的心電監護，應精確計量並準備好復甦設備，但這些都沒有做到；四、基於驗屍判斷，這些異丙酚不可能由病人自行注射。

那麼，導致一代天王殞落的異丙酚到底是何種藥物？傑克森為什麼要使用異丙酚？異丙酚又如何導致了天王的死亡呢？

異丙酚是一種麻醉科和重症加護病房常用的藥物，該藥已廣泛應用於臨床各科麻醉及重症病人鎮靜，深得醫生青睞。由於異丙酚是乳白色的液體，常被臨床醫生戲稱為「牛奶」。它是一種快速強效的全身麻醉劑。異丙酚的優點是起效快代謝也快，麻醉作用強大而短暫。異丙酚經靜脈使用後，很短時間內就可以讓病人進入麻醉狀態，而停止使用後，幾分鐘內患者就可以迅速而平穩地甦醒，而且甦醒後噁心嘔吐等不良反應極少，很多患者還有很舒服的感覺。

但是，異丙酚並非完美無缺，和所有藥物一樣，異丙酚同樣有自己的副作用。而最危險的一個副作用，就是會引起呼吸抑制，導致呼吸停止。鑒於此，異丙酚的使用有非常嚴格的規定，只限麻醉醫生和重症病房醫生使用。使用異丙酚的時候，醫生應當嚴格掌握劑量，避免出現呼吸抑制。同時，應當有相應的設備密切監護患者的呼吸和血氧飽和度。一旦出現呼吸抑制，醫生應當立即停藥或者減量，並設法保持患者呼吸道通暢，同時及時供氧，必要時要給予氣管插管，建立人工氣道，並給予人工或者機械通氣維持呼吸。由於異丙酚作用時間極短，停藥短時間內，患者呼吸即可恢復。

說白了，異丙酚是一種極其安全的麻醉良藥，但前提是必須由有資格的醫生正確使用。而麥可·傑克森的私人醫生康拉德·莫里完全沒有做到這一點。

根據莫里的供詞和媒體的報導，我們可以大體還原一下事情的經過：由於精神壓力比較大，麥可·傑克森長期服用多種藥物，其中包括鎮靜和鎮痛藥物，並形成了嚴重的藥物依賴。後來，麥可．傑克森長期被失眠困擾，而常規的鎮靜催眠藥物對他已經沒有明顯效果，於是他的私人醫生莫里違規使用了異丙酚幫助他睡眠。至二〇〇九年六月二十五日前，麥可．傑克森已經使用異丙酚長達六週時間。

六月二十五日那天，麥可．傑克森因為演出彩排，精神焦慮緊張難以入睡，莫里醫生在先後使用安定、蘿拉西泮、咪達唑侖無效後，再次給他使用了異丙酚。用藥約十分鐘後，麥可．傑克森睡著了，但沒有像往常一樣打鼾。於是莫里離開了房間，數分鐘後當他返回時，發現麥可．傑克森已經沒有了呼吸和心跳。據莫里稱，他只給麥可．傑克森使用了二十五毫克的異丙酚，但是有專家認為，使用量超過一〇〇毫克。莫里稱他只離開了房間兩分鐘，作為醫生的我對此深表懷疑，兩分鐘的呼吸停止，只要復甦及時得當，存活的希望還是比較大的，應該不會導致死亡。

回顧麥可．傑克森的死亡經過，他的私人醫生莫里犯有不可饒恕的過錯。

第一，治療方案選擇不當。麥可．傑克森有嚴重的藥物依賴和失眠，針對這兩種情況，現代醫學都有完善的治療方案。麥可．傑克森的藥物依賴與長期的違規使用藥物有關，但並非毒癮般難以戒除。而他的失眠很大程度上是由於長期的心理壓力和精神焦慮造成的。麥可．傑克森需要的是一個包括心理醫生在內的醫療團隊，幫助他擺脫藥物依賴，舒緩心理壓力，回歸健康的生活方式。而莫里不僅沒有幫助天王選擇正確的治療方法，反而遷就患者，飲鴆止渴，完全違背了醫生應有的道德操守。

第二，違規使用藥物。異丙酚是一種麻醉藥物，臨床上僅用於全身麻醉和重症病房嚴重躁動患者的鎮靜。異丙酚絕非是一種健康人使用的催眠藥物，莫里把異丙酚當成催眠藥物使用，而且使用時間長達六週，完全是對現代醫療手段的濫用。

第三，異丙酚的使用有明確的資格要求，應該由麻醉醫生或者重症加護病房醫生使用，而莫里是個心臟內科醫生，完全沒有使用異丙酚的經驗和資格。一旦患者出現呼吸停止這樣的嚴重副作用，他並沒有麻醉醫生和重症病房醫生那樣快速建立人工氣道的技術和能力。

第四，由於異丙酚有導致呼吸停止的副作用，使用時應當有必要的監護設備以及搶救設備。要對患者的呼吸情況和血氧飽和度進行密切的檢測，以免發生意外。而莫里用藥時不僅沒有給麥可．傑克森進行必要的監護，還離開了房間。這種將患者置於危險境地的行為無疑是極其不負責任的。

第五，用藥後處置不當。實際上，麥可．傑克森入睡後沒有像往常一樣打鼾，是一個非常危險的徵兆，這顯示麥可．傑克森很可能已經出現了呼吸抑制。這時候莫里應該認真觀察患者的呼吸情況，而不是離開房間。而當他發現麥可．傑克森呼吸停止後，應該立即給予心肺復甦等搶救措施。如果他做到這些，麥可．傑克森或許還有一線生機。

根據驗屍結果，麥可・傑克森死前身體非常健康。他的藥物依賴和失眠雖然困擾他已久，但絕不至於導致其死亡。而異丙酚作為一種臨床使用廣泛的藥物，其安全性得到公認。但是，由於他的私人醫生錯誤地使用現代醫療技術和藥物，最終導致了他的死亡。一代巨星，死於如此低級的醫療事故，實在令人唏噓不已。

現在問題來了：麥可・傑克森並沒有心臟病，他的主要問題是藥物依賴和失眠。以他的名氣和經濟實力，什麼世界一流的專家請不來，為何非要請一個毫無節操的心臟內科醫生做自己的私人醫生呢？

這就涉及另外一個複雜的話題：醫病關係。

醫療過程，是一個醫病雙方合作的過程，需要醫生和病患同心同德通力合作。醫療行業有服務行業的某些特點，但也有自己鮮明的絕不等同於一般服務行業的特點。

你去飯館吃飯，可以提出各種要求，這盤菜多放點辣椒，那盤菜少放點鹽，只要你有錢付帳，飯館完全可以按照你的要求來做，最後雙方皆大歡喜，互相滿意。但這套做法在醫院行不通，因為醫療是個非常規範非常嚴謹而且專業性極強的行業。在醫療過程中，醫生也會和病患認真的溝通交流，也會尊重病患的意見。但是，這種尊重很多時候其實就是兩個選項：接受還是不接受。醫生絕不可能容許病患對治療方案指指點點，提出各種要求，更不可能因為病患的要求違背診療規範和隨意修改方案。

舉個簡單例子：你得了闌尾炎，醫生會建議你手術，並告知你手術的風險和不做手術的後果。你可以拒絕手術，無論你的選擇是否正確，醫生必須尊重，不可能醫生認為應該手術就違背你的意願強行把你按在手術台上。但是，如果你要求醫生做手術時不消毒不麻醉不結紮不縫合不止血，那醫生肯定不會答應。

由於醫療的專業性和嚴謹性，以及其事關健康生死的特殊性，決定了醫療過程只能由醫生主導。一旦由病患主導，那就必然出現各種嚴重問題。這就是為什麼醫生遠比餐館服務員強硬的原因，也是很多把醫院當成餐館的病患對醫院和醫生不滿的原因，也是我總覺得那些談起醫療改革動輒拿飯館做例子的經濟學家都是白癡的原因。

麥可・傑克森毫無疑問主導了自己的治療。我相信，他在聘用莫里之前肯定尋求過很多知名的專業醫生的幫助。但是，這些醫生的意見都不合他的意，也拒絕為他進行飲鴆止渴式的嚴重違背醫療規範的治療。最終，他選擇了一個聽他話的醫生，也就是最終害死他的莫里。

而莫里，可以說是一個毫無醫德毫無操守的醫生，在麥可・傑克森的金錢面前，他放棄了做醫生的全部底線，濫用現代醫療技術和藥物，一味地遷就和滿足患者；麥可・傑克森不想戒除藥物依賴，他就給天王提供各種他要的藥物；麥可・傑克森想睡覺，他就給天王使用催眠藥物。普通催眠藥物無效，他就違規使用異丙酚。

二〇一一年十一月，麥可．傑克森的私人醫生康拉德．莫里被判過失殺人罪名成立，被判入獄四年，於二〇一三年服刑兩年後獲釋。

莫里最終身敗名裂，可一代天王卻再也回不來了。當醫生成為金錢的奴隸，本來救人的良藥，也就成了殺人的毒藥。

最後，說一個小小的插曲。一九九三年指控麥可．傑克森性侵的當事男孩，在麥可．傑克森死後，出於良心的責備，公開承認自己沒有被性侵，而是父親貪圖錢財，逼迫他說了謊。被汙名纏身十幾年的麥可．傑克森，總算得以清清白白地離開了。

5

乳癌：陳曉旭與安潔莉娜·裘莉的不同命運

一六五四年，畫家林布蘭創作了一幅油畫《沐浴的芭特葉巴》。芭特葉巴是《聖經》故事中的人物，油畫中的芭特葉巴是林布蘭按照自己模特兒的形象畫的，而後人在這幅畫中發現了相當典型的乳癌痕跡。

畫中的芭特葉巴左乳有非常明顯的隆起，局部皮膚有酒窩樣和橘皮樣的改變，左腋下還有明顯腫塊。據說，林布蘭的這位模特兒兩年後就去世了，這也符合乳癌的表現。

按照現代人的審美標準，巨乳才是性感美麗的象徵。這令乳房天生小巧的東方女性備受壓抑，同時也催生了隆胸產業的高度發達，無數的整形醫生靠這門手藝賺得盆滿缽滿。但可能令你大跌眼鏡的是：西方以胸大為美不過是近百年來的事情。古希臘直到古羅馬，女性都是以胸小為美的。那時候對完美乳房的要求是：不可超過一握。

那個年代的女性是很悲摧的，她們整天想辦法把乳房弄小。一個有記載的小乳偏方，是把兔子內臟切碎和蜂蜜混合敷在乳房上。還有一個辦法就是用胸衣死命地勒，這和中國的纏足有些神似。那時候醫生的工作之一是處理長時間壓迫導致的乳頭內陷。

單從功能角度，女性長出大乳房似乎是不利的。尤其在原始社會，帶著這麼兩個累贅勞動其實很不方便。事實上，很多哺乳動物的乳房都是臨時性的，只到哺乳時期才發育起來，平時是不隆起的。

但人類演化出貌似不合理的大乳房，自然有其合理的理由。《裸猿》（*The Naked Ape*）的作者德斯蒙德．莫里斯認為：人類演化出非哺乳狀態下的大乳房最主要的作用，是傳遞性資訊。

靈長類的性成熟週期比較長，比如，人類需要十幾年的時間。發育未成熟的靈長類雌性是不宜交配的，所以雌性發育成熟適合交配後，需要讓自己和雄性知道。

四足行走的靈長類包括人類先祖，一般採用後入式交配。雌性用來宣示性發育成熟可以交配的器官，是翹起的臀部和猩紅的陰唇。因為在四足行走的情況下，這兩個部位最容易被看到。

但人類站起來之後，視野變高了，臀部和陰唇變成了相對私密難見的部位。而四足狀態時比較隱蔽的胸部，卻變得特別容易被看到。所以，人類用隆起的胸部和紅紅的嘴唇替代了臀部和陰唇，作為性成熟的宣示，於是，女人的胸部和嘴唇也理所當然成為男人關注和引起性衝動的部位。

此外，豐滿的乳房還有一個作用，就是顯示自己營養良好，有足夠的脂肪儲備，這對生育至關重要。

所以，豐滿的乳房其實是向雄性宣示：我發育成熟，營養良好，適合生育，快來交配吧。這就解釋了雄性為什麼對大胸趨之若鶩。

因此，從演化的角度講，男性喜歡大胸是再正常不過的。喜歡小胸的審美，應該和喜歡小腳一樣，屬於特定時期的變態行為吧。

為什麼東亞女性的乳房普遍偏小呢？根據發表在《細胞》（*cell*）上的一篇文章，這是大概三．五萬年前東亞人種一次基因變異的結果。由於這次基因變異，東亞女性出現了汗腺發達、鏟形門齒、黑髮直立，以及比較悲摧的乳房較小等特徵。這次變異直接導致了東亞女性在胸器大小上完敗於西方。

乳房大部分是脂肪，而脂肪一般首先沉積在腹部和大腿等部位。所以，增肥的時候，往往是胸最後才大，而減肥的時候，胸往往最先變小。

這真是一個悲傷的故事。

女性乳房為人類生存繁衍立下了不可磨滅的功勳，也為女性增加了諸多魅力。但同時，女性的乳房也會造成很多麻煩，其中最大的麻煩就是乳癌。乳癌九九%發生在女性，男性僅占一%。乳癌發病率位居女性惡性腫瘤的第一位。《中國抗癌協會乳癌診治指南與規範》建議：四十歲以下婦女一般每一到三年進行一次乳癌檢查，四十至六十歲每年一次，六十歲到六十九歲的婦女每一到二年一次，有乳癌家族史的女性則無論什麼年齡都應該接受每年一到二次的乳癌檢查。

人類被乳癌困擾的歷史由來已久，我們至今能在古代藝術作品中找到它的影子。一六五四年，著名畫家林布蘭（Rembrandt van Rijn）創作了一幅油畫《沐浴的芭特葉巴》（*Bathsheba bathing*），芭特葉巴是《聖經》故事中的人物，傳說大衛垂涎她的美色，霸占了她並故意害死了她的丈夫。這幅畫就是描述她洗澡的時候接到丈夫死訊的場景。油畫中的芭特葉巴是林布蘭按照自己模特兒的形象畫的，而後人在這幅畫中發現了相當典型的乳癌痕跡。

畫中的芭特葉巴左乳有非常明顯的隆起，局部皮膚有酒窩樣和橘皮樣的改變，左腋下還有明顯腫塊。而乳癌最常見的早期表現是乳房出現無痛、單發的小腫塊，腫塊與周圍組織分界不清，隨著腫瘤增大，可引起乳房局部隆起。乳腺組織中存在很多與皮膚垂直的韌帶，當腫瘤侵犯了這些韌帶，就會牽拉皮膚使之凹陷，出現酒窩樣的改變。隨著腫瘤進展，皮下淋巴管被堵塞，真皮組織出現水腫，則會出現橘皮樣改變。隨著腫瘤的發展，瘤細胞會向腋窩淋巴結轉移，導致局部淋巴結腫大，出現左腋下腫塊。

據說，林布蘭的這位模特兒兩年後就去世了，這也符合乳癌的表現。

進入二十一世紀，有兩位著名女星先後與乳癌正面遭遇。兩人選擇了截然不同的應對策略，而各自結局也令人唏噓不已。

二〇〇七年五月十三日，大陸央視一九八七年版《紅樓夢》中飾演林黛玉的一代巨星陳曉旭因乳癌去世，年僅四十二歲。一九八七年版《紅樓夢》幾乎是不可超越的經典，而由陳曉旭塑造的聰明、任性、癡情、多病的林妹妹，更是像從書中走出來般活靈活現。而她的人生經歷包括她的死亡，又驚人地契合了《紅樓夢》中林妹妹的軌跡，不知令多少人扼腕嘆息。

據媒體報導，早在二〇〇六年四月左右，陳曉旭就已經被診斷為乳癌二期。如果陳曉旭在這個階段選擇標準的現代醫學治療，是完全可能做到長期生存的。但是，儘管家人親友反覆勸說，身為佛教徒的陳曉旭依然堅決地拒絕了西醫治療。她先是吃中藥治療，後來病情不見好轉，她以為中醫效果慢，就這樣一直拖著，直到後來病情越來越重。對中醫失去信心的陳曉旭，又選擇了尋求佛法的幫助，她正式剃度，皈依佛門，希望用佛法挽救自己的生命。

二〇〇六年十月，陳曉旭開始在長春的百國興隆寺閉關修行。二〇〇七年三月，她轉到深圳某封閉的道場繼續修行。四月末，她已經無法下床了，整個人瘦得只剩皮包骨，體重才七十來斤。在陳曉旭重病期間，家人還在勸其就醫，甚至把醫生從北京請到了深圳。可是稍一轉念的陳曉旭在看到醫生後，又堅決拒絕就醫。二〇〇七年五月十三日，四十二歲的陳曉旭匆匆走完了自己短暫的一生。花謝花飛花滿天，紅消香斷共扼腕。

根據北京腫瘤醫院數千例乳癌病人的隨訪資料顯示：一、二期乳癌的五年存活率為九四%和八三%，十年存活率為八七%和六七%。早期發現乳癌可以大大降低死亡率。同時，有約五一%的患者可以行保乳手術，免受乳房切除之苦。

除了手術外，部分乳癌的患者還需要放療和化療。很多人對化療畏之如虎，認為毒副作用太大，因此抵制化療。其實，這種抗拒並沒有道理。

不能否認，雖然藥物不斷升級換代，但目前來說，化療藥物的毒副作用確實比較大。會引起頭髮脫落、白細胞（白血球）下降、噁心嘔吐等化療反應。但醫療決策從來是兩害相權取其輕，兩利相權取其重。目前的標準化療方案，基本都是經過嚴格的驗證證明收益遠大於代價的。在化療期間，醫生也會密切監測患者身體的情況，並採取多種措施減輕化療副作用。

很多患者連續經歷手術和化療打擊，會有一段身體比較虛弱的時期，但只要挺過這段時期，體質就可以慢慢恢復。

那些早期發現又採取標準治療的患者，很多可以獲得長期的高品質生活的存活。以陳曉旭的條件，她完全可以得到早期最好的治療，完全可以為自己爭取到長期生存的機會。但是，她主動拒絕了這一切，最終紅消香斷，令人扼腕不已。

與此形成鮮明對比的，是美國明星安潔莉娜．裘莉（Angelina Jolie）。安潔莉娜．裘莉給國內觀眾印象最深刻的，大概是電影《古墓奇兵》中那個健美、性感、一身現代氣息的蘿拉。蘿拉的形象，與柔弱、淒婉，充滿古典美的林妹妹截然相反，而她們面對同一種疾病的威脅，也做出了完全相反的選擇。

二〇一三年，年方三十八歲的安潔莉娜．裘莉做出了一個舉世矚目的決定：切除雙側乳腺（注意是乳腺而不是乳房，很多人把這搞混了）。裘莉的母親在與癌症抗爭近十年之後，於五十六歲去世，她擔心自己遺傳了母親的基因缺陷，於是做了基因檢查，發現自己是BRCA1突變基因攜帶者。

一九九〇年，研究者發現了一種直接與遺傳性乳癌有關的基因，命名為乳癌一號基因，即BRCA1。這個基因有抑制癌瘤形成的作用，當這個基因發生突變後，突變基因攜帶者患乳癌的可能性大大增加。據醫生估計，安潔莉娜．裘莉得乳癌的可能性高達八七%。

得知這個消息的安潔莉娜．裘莉選擇了進行預防性乳腺切除手術。她的手術是分期進行的。第一步是乳頭遲延手術，斷開乳頭與乳腺的血運連接，以刺激乳頭供血血管的代償性增生。第二期手術切除了乳頭和乳房表面皮膚之外的所有乳腺組織，同時埋藏擴張器防止組織回縮。最後是以假體進行乳房重建，恢復乳房的外觀。

安潔莉娜．裘莉的手術取得了圓滿成功，不僅大幅地降低了自己得癌症的機率，而且保留了美麗性感的乳房。

我喜歡《紅樓夢》，喜歡林妹妹；同時我也喜歡《古墓奇兵》，喜歡蘿拉。對比拒絕科學早早離世的陳曉旭和選擇科學讓自己健康生存的安潔莉娜．裘莉，作為醫生，我只有痛惜前者的固執，而讚賞後者的智慧。

陳曉旭是個有信仰的人，是一個虔誠的佛教徒。但是，是不是有了信仰，就可以拒絕科學拒絕醫生呢？答案無疑是否定的。

有這樣一個故事：有一位信徒非常篤信上帝，在一次洪水中，他爬上屋頂一心等待上帝的救援。一塊木頭漂過來，他推開了；一條小船開來了，他拒絕了；一架直升機趕來了，他又拒絕了。最後他被淹死了。到了天堂，他怒氣沖沖地責問上帝為什麼拋棄他，而他是那麼相信上帝。上帝說：我已經為你派去了一條船、一架直升機，還親自推了一塊木頭給你，你都不接受，這怎麼能怪我呢？

而陳曉旭呢？她擁有早期發現乳癌的條件，擁有得到國內最好醫生最好醫院提供的最好的治療的條件，可惜她自己拒絕了。

我佛慈悲，然佛法無邊，難度無緣之人。那些優秀的醫務人員，哪個不是上天派來幫助患者的天使？你拒絕醫生和科學的同時，何嘗不是拒絕了佛祖和上帝的恩賜？而那些蒙蔽患者，引誘患者拒絕正規醫學治療的所謂大師，又有哪一個，不是褻瀆佛法褻瀆上帝的騙子和神棍？

6

維多利亞女王的血友病基因與俄羅斯十月革命的爆發

一個攜帶血友病基因的女性和一個正常男性結婚，她生的男孩有一半可能是健康的，一半可能是血友病患者。而她生的女孩，雖然不會得血友病，但會有一半攜帶血友病基因——正如維多利亞女王。

英國和歐洲皇室聯姻的結果，是將血友病基因在歐洲皇室蔓延傳播開來，至少導致四個皇室陷入這場災難，其中包括俄羅斯皇室，某種程度上導致了十月革命的爆發。

一八四〇年六月，由四十七艘艦船和四千名陸軍組成的遠征軍抵達中國廣東珠江口外，封鎖海口。當時世界人口最多的國家中國和世界上最強大的國家英國，發生了有史以來的第一次戰爭，也就是著名的「鴉片戰爭」。戰爭的結果：清政府慘敗，割地賠款，簽訂了歷史上第一個不平等條約《南京條約》。中國長達百餘年的屈辱近代史，從此拉開了序幕。

與大清帝國的暮氣和沒落相反，當時的英國，正處在歷史上最輝煌的維多利亞時代。維多利亞女王是英國歷史上在位時間最長的君主，在位時間長達六十四年。她在位的那段時間，是英國最強盛最繁榮的「日不落帝國」時期。當時的英國，有鮮花著錦烈火烹油之盛。它的領土達到了三千六百萬平方公里，經濟份額占全球的七〇％，貿易出口更是比全世界其他國家的總和還多上幾倍。

英國人得意揚揚地記載：「北美和俄國的平原是我們的玉米地；芝加哥和敖德薩是我們的糧倉；加拿大和波羅的海是我們的林場；澳大利亞、西亞有我們的牧羊場；阿根廷和北美的西部草原有我們的牛群；祕魯向我們送來它的白銀；南非和澳大利亞的黃金則流到倫敦；印度人和中國人為我們種植茶葉；而我們的咖啡、甘蔗和香料種植園則遍及印度群島；西班牙和法國是我們的葡萄園；地中海是我們的果園；長期以來早就生長在美國南部的我們的棉花地，現在正在向地球的所有的溫暖區域擴展。」

維多利亞女王還有一個外號：「歐洲的祖母」。看流傳下來的畫像，女王長得遠遠算不上漂亮，相貌平平，又矮又胖，身高據說只有一五二公分。但據說女王的子女都很漂亮。歐洲王室歷來有通婚的習俗，而英國是當時世界上最強大的國家，所以維多利亞女王的子女自然成了歐洲王室追逐的對象。別說人家是白富美，哪怕是黑富醜呢，只要沾上一個「富」字，其他的都好商量。

聯姻使得維多利亞女王的後代遍布普魯士、西班牙、俄羅斯等歐洲王室。同時在歐洲王室傳播開的，還有維多利亞女王身上的血友病基因。

血友病為一組遺傳性凝血功能障礙的出血性疾病，患了血友病的人，體內與凝血有關的物質合成出現障礙，導致患者血液難以凝結。一旦因外傷等原因導致出血，傷口出血往往難以止住。嚴重的血友病患者甚至會出現自發性的出血。在沒有輸血技術和補充凝血因子技術的年代，嚴重的血友病患者，一個小小的傷口都可能導致失血過多而死亡。

血友病分三種：分別稱為血友病Ａ、血友病Ｂ和血友病Ｃ。除了極其罕見的血友病Ｃ是常染色體隱性遺傳外，其餘兩種都是性染色體（Ｘ染色體）連鎖隱性遺傳。

人類有二十三對染色體，其中一對染色體是決定性別的，稱性染色體。對於男性，這對染色體是ＸＹ，對於女性，這對染色體是ＸＸ。而導致血友病的基因，就在Ｘ染色體上。

男女生育的後代，各複製父母一半的染色體。母親將兩條X染色體中的一條，父親將XY染色體中的一條傳給後代。如果後代從父親那裡得到的是X，生的就是女兒，如果得到的是Y，生的就是兒子。所以說「生男生女，老爺們是關鍵」。

如果母親的兩條X染色體上有一條攜帶了血友病的缺陷基因，而父親是正常的，那麼在生育後代的時候就會發生以下幾種可能：

可能性一：母親提供的X染色體是正常的那一條，那無論父親提供的染色體是X還是Y，都不會有事，也就是生兒子沒關係。

可能性二：母親提供的X染色體是攜帶了血友病基因的缺陷染色體。那麼，如果父親提供的是Y，就會生下一個有血友病的男孩。而如果父親提供的是X，則生出一個和母親一樣有一半X染色體有缺陷的攜帶血友病基因的女兒。由於血友病是隱性遺傳病，只要有一條X染色體正常，攜帶者就不會得血友病。所以，這個攜帶了血友病基因的女孩，能夠健康地長大，然後把缺陷基因傳給後代。

綜合計算下來，一個攜帶血友病基因的女性和一個正常男性結婚，她生的男孩有一半可能是健康的，一半可能是血友病患者。而她生的女孩，雖然不會得血友病，但會有一半攜帶血友病基因——正如維多利亞女王。

維多利亞女王共生育了九個孩子，其中兩個女孩，愛麗絲和比阿特麗絲繼承了母親的血友病致病基因，是血友病基因的隱性攜帶者。四個男孩子中有三個也患有血友病，但對此情況當時無人知曉。因此，英國和歐洲皇室聯姻的結果，是將血友病基因在歐洲皇室蔓延傳播開來，至少導致四個皇室陷入這場災難，其中包括俄羅斯皇室。血友病基因累及俄羅斯皇室，某種程度上導致了十月革命的爆發。

帶有血友病致病基因的愛麗絲嫁到德國黑森家族，她的兩個女兒，艾琳和阿歷克絲，不幸成為血友病基因攜帶者。艾琳長大後嫁到德國普魯士家族，而阿歷克絲則嫁給了俄國沙皇尼古拉二世。

維多利亞女王的另一個攜帶血友病基因的女兒也嫁到了德國的黑森家族，生下了一個女兒也叫維多利亞，小維多利亞帶著來自外祖母的血友病基因遺傳嫁給了西班牙國王，使西班牙王子阿方索患上了血友病。

其他的姑且不表，咱們只說俄羅斯這邊。

一八九四年十一月二十六日，維多利亞女王的外孫女阿歷克絲嫁給俄國沙皇尼古拉二世，成為俄羅斯的皇后，名字也按照俄羅斯的傳統改為亞歷山卓．費奧多羅芙娜。亞歷山卓．費奧多羅芙娜先後生了五個孩子，但只有一個是兒子，也就是一九〇四年出生的阿列克謝。阿列克謝是唯一的兒子，也就自然成為皇太子。然而糟糕的是，沙皇這唯一的兒子，也就是俄羅斯唯一的繼承人，竟繼承了母親的血友病基因，成為一名血友病患者。

阿列克謝出生不久被醫生診斷為血友病，這可急煞了父母。俄羅斯當年也是世界上響噹噹的國家，領土廣闊，實力強大。作為俄羅斯的統治者可謂富有四海權傾天下，然而，有錢難買命，無權可免死。在群醫束手、沙皇夫婦幾近絕望的情況下，近代世界史上最著名的神棍，後來斷送了俄羅斯皇朝的拉斯普京出場了。

當時，俄國沙皇和皇后篤信神祕主義，喜好招待各種神棍騙子，並常舉行各種降靈儀式。而拉斯普京恰是當時著名的神棍。一九〇七年，皇太子阿列克謝再次犯病，焦急萬分的皇后說服尼古拉二世，抱著試試看的想法，召拉斯普京入宮。據記載奇蹟出現了，皇太子居然恢復了健康！

血友病即使在今天都無法根治，拉斯普京怎麼可能治好皇太子的病呢？

事實上，皇太子的血友病根本沒有被拉斯普京治癒，後來仍時不時地發作。阿列克謝所謂的犯病，是某種原因誘發了出血，拉斯普京做的，不過是幫皇太子止住了這次出血而已。

血友病有輕有重，差別很大，部分亞臨床型和輕型的患者，基本上可以和正常人一樣生活和成長，只是在手術時或者受傷後出血不容易止住。

較輕的血友病患者體內凝血功能雖然受到破壞，但仍有自行止血的能力，只是比較困難。在拉斯普京進宮之前，皇太子已經出現過出血情況，最終也都止住了。

而且，部分血友病患者隨著年齡的增長，病情會有一定程度的緩解，甚至出現無出血症狀的緩解期。

但無論如何，拉斯普京的成功令沙皇夫婦相信，他能夠治療皇太子的血友病。這樣一來，拉斯普京一下就牛起來了。你想啊，阿列克謝是沙皇唯一的兒子和俄羅斯唯一的皇位繼承人，而阿列克謝的病只有拉斯普京一個人能治而且還無法徹底除根。俄羅斯唯一繼承人皇太子阿列克謝的性命，或者說俄羅斯帝國未來的命運，就一下掌控在了拉斯普京的手裡。

拉斯普京開始干預朝政，據說他還憑藉超強的性能力成為皇后的情夫。憑藉高超的騙術，拉斯普京完全控制了沙皇和皇后，進而控制了俄羅斯的朝政。一九一五年沙皇御駕親征離開首都後，他更是獨掌大權。一九一四～一九一六年，在拉斯普京的策劃下，俄羅斯更換了四個內閣總理、六個內務大臣、四個陸軍大臣、三個外交大臣、四個農業大臣、四個司法大臣。更惡劣的是，他還時常以自己的預言指揮前線作戰，其結果可想而知。

拉斯普京將俄羅斯搞得天怒人怨，怨聲載道，連俄羅斯的貴族也對其深惡痛絕。

一九一六年十二月，拉斯普京被俄羅斯貴族暗殺，保皇派的貴族希望透過剷除拉斯普京來挽救搖搖欲墜的俄羅斯王朝，但為時已晚。

一九一七年三月，俄羅斯二月革命爆發。

一九一七年三月十五日，沙皇尼古拉二世宣布退位，將皇位讓給弟弟。

一九一七年三月十六日，新沙皇米哈依爾宣布退位。統治俄國達三〇四年的羅曼諾夫王朝宣告終結。

一九一七年十一月七日，俄羅斯十月革命爆發。

一九一八年七月十七日，沙皇尼古拉二世全家包括嚴重生病的阿列克謝，被布爾什維克士兵槍決。

一九〇〇年，尼古拉二世曾製造了「海蘭泡慘案」和「江東六十四屯慘案」，屠殺中國百姓七千餘人，侵占江東六十四屯，火燒瑷琿城，史稱「庚子俄難」。最後全家不得好死，也算天日昭昭。

維多利亞女王傳給俄羅斯羅曼諾夫王朝的血友病基因，就此終結。

7

氣管切開術：華盛頓錯過的那一線生機

一七九九年十二月十二日，華盛頓頂風冒雪騎馬來到了他的家鄉維爾農山。第二天，他的咽喉開始有些嘶啞，感到疼痛。第三天凌晨，他開始發燒，全身發抖，喘氣粗重，呼吸很困難。華盛頓發病很急，病情進展飛快，主要症狀為咽喉疼痛、嘶啞、呼吸困難，伴有寒戰和發熱。這是比較典型的急性咽喉炎的表現。

從紀錄來看，華盛頓和他的醫生採取了完全錯誤的處理辦法。

二〇〇五年，美國線上（ＡＯＬ）和探索頻道發起了一個「最偉大的美國人」的投票，數百萬名觀眾提名票選出他們心中最偉大的美國人。根據投票結果，美國人心中「最偉大的美國人」的前三名分別是：第四十任美國總統隆納德．雷根、第十二任美國總統亞伯拉罕．林肯、著名黑人運動領袖和人權活動家馬丁．路德．金恩。

嗯？有沒有搞錯，怎麼少了一個人？

對，確實少了一個人：美國國父喬治．華盛頓。他僅僅排名第四名。由此可以看出一人一票的選舉有時候確實很不可靠。

華盛頓無疑是近代史上最偉大的政治家之一。華盛頓去世後半世紀，在遙遠的東方，一個叫徐繼佘的福建巡撫，編了一本叫《瀛寰志略》的書，裡面這樣評價：「華盛頓，異人也，起事勇於勝廣，割據雄於曹劉，既已提三尺劍，開疆萬里，乃不僭位號，不傳子孫，而創為推舉之法，幾於天下為公，駸駸乎三代之遺意。其治國崇讓善俗，不尚武功，亦迥與諸國異。余嘗見其畫像，氣貌雄毅絕倫，嗚呼，可不謂人傑矣哉！米利堅合眾國以為國，幅員萬里，不設王侯之號，不循世襲之規，公器付之公論，創古今未有之局，一何奇也！泰西古今人物，能不以華盛頓為稱首哉！」

不過，作為從小聽華盛頓砍櫻桃樹故事長大，對華盛頓敬仰無比的人，我還是忍不住要雞蛋裡挑骨頭吐槽一下。

華盛頓「起事勇於勝廣」，是有醫學方面原因的。以現在的標準看，華盛頓的家族成員都不長命，他的曾祖活到四十四歲，爺爺活到三十九歲，父親活到四十八歲，大哥活到三十四歲，二哥活到四十二歲。幾代人沒有活過五十歲的，而獨立戰爭爆發那一年，華盛頓四十三歲。

更重要的是，華盛頓沒有生育能力，他娶了一個富有的寡婦，將對方與前夫的兩個孩子當自己的孩子撫養。

說實話，一個人有了老婆孩子，就很難不顧一切耍光棍了。想阿寶當年單身一人的時候，脾氣暴躁得很，和主管抬槓吵架是家常便飯。到後來有了老婆就收斂了很多，等有了兒子，就基本變成乖爸爸了。自己再不濟，也得考慮老婆孩子是不是？

伍子胥日暮途窮，故倒行逆施。華盛頓日暮途窮，又沒有子嗣，他造起反可不就勇於勝廣嘛。既然沒有親生兒子，那何不就「不僭位號，不傳子孫，而創為推舉之法」，得一個「天下為公」的美名呢。

而華盛頓只做兩任總統就不再連任，堅決回家養老，也不是沒有原因的。華盛頓有嚴重的牙病，最後滿嘴就剩一顆牙。您當總統了，總不能癟著嘴說話漏著風接待外賓吧，於是找人給他裝了假牙。

那副假牙是怎麼做的呢？《西方文明的另類歷史》上，有華盛頓下牙床牙托的照片。這個牙托由河馬牙做成，八顆不知道哪裡來的人牙被用金鉚釘鉚在河馬牙托上，然後在河馬牙托上掏個洞套在華盛頓僅剩的那顆牙上。最後那位高明的牙醫還沒忘記在牙托上刻上「這是偉大的華盛頓的牙齒」，以及自己的大名「J．格林伍德」。

這副河馬牙托頂著華盛頓的上嘴唇，使得偉大的美國國父就有了這麼一副「類人猿般怪異的下巴和唇線」，你找張華盛頓的照片看看就明白了。

可想而知，戴著這麼一個東西的感覺和受刑差不多，華盛頓勉強堅持了兩屆，實在受不了那罪了，於是堅決拒絕連任。老子不陪你們玩了，回家養老去了。

華盛頓一生，可謂風起雲湧精彩絕倫，經歷了無數的大風大浪。但最後，他卻被一個在現代醫學看來很好處理的小毛病奪去了生命，實在令人不勝唏噓。

我們首先看華盛頓的發病：一七九九年十二月十二日，華盛頓頂風冒雪騎馬來到了他的家鄉維爾農山。第二天（十三日），他的咽喉開始有些嘶啞，感到疼痛。第三天（十四日）凌晨，他開始發燒，全身發抖，喘氣粗重，呼吸很困難。

華盛頓發病很急，病情進展飛快，主要症狀為咽喉疼痛、嘶啞、呼吸困難，伴有寒戰和發熱。這是比較典型的急性咽喉炎的表現。

急性咽喉炎有一個最大的危險，就是引起呼吸道阻塞。咽喉是上呼吸道的組成部分，而且相對狹窄。咽喉部炎症（發炎）會導致局部的腫脹，當腫脹嚴重到一定程度，就會阻塞呼吸道。腫脹組織占據了咽喉腔，就特別容易受進出咽喉的空氣和食水的刺激；而由於局部的炎症，咽喉部又會變得容易受刺激，一旦受到刺激，非常容易引起劇烈的咳嗽和喉痙攣，導致窒息。

從紀錄來看，華盛頓和他的醫生採取了完全錯誤的處理辦法。

第一是人為地加重咽喉部刺激。醫生先是做了一碗用黃油、蜜糖和醋等配製的沖劑，讓華盛頓漱口。後來又讓他用撒爾維亞乾葉（Saerweiya，葉子含揮發油）和醋泡成的水漱口。這些刺激性比較強的東西對急性咽喉炎患者是極其危險的，不僅會進一步加重水腫還容易誘發喉痙攣和窒息。而事實也正是如此，華盛頓服藥後出現了嚴重咳嗽和呼吸困難，憋得臉色發紫，幾乎說不出話來。

第二是放血。放血療法現在看來愚不可及，但在當時是很流行的一種治療方法。華盛頓先是讓管家給他放血，等醫生來了醫生又給他放血。在整個治療過程中，華盛頓總共放了四次共計二千毫升的血，相當於他全身血液的三分之一至二分之一。這非但沒有任何治療作用，還會導致嚴重的失血和休克。

一七九九年十二月十四日晚十一點三十分，在上呼吸道阻塞導致的窒息和嚴重失血的雙重折磨下，一代偉人隕落。

實際上，華盛頓當時並非沒有生還的機會。當時在場的一位年輕醫師Dick，曾提出了一個方案：氣管切開術。可以說，這是當時唯一可能拯救華盛頓性命的辦法。

氣管位於喉部的下方，當患者的上呼吸道被阻塞出現喉梗阻的時候，從阻塞部位的下方切開氣管，建立人工氣道，使空氣可以從阻塞部位下方進入肺內，維持患者的呼吸和供氧，拯救窒息患者。

這種氣管切開手術在如今已經非常普遍，但在當時卻是旁門左道。

氣管切開術的記載最早見於西元前二〇〇〇年至一〇〇〇年中的一本印度宗教經典《Riveda》。一五四六年，一位義大利醫師施行了有記載的第一例成功的氣管切開術。此後，直到二十世紀二〇年代，「氣管食管學之父」薛瓦利埃・傑克遜（Chevalier Jackson）明確規定了氣管切開的適應症並使手術步驟標準化以後，氣管切開術才被人們廣泛接受。

我很佩服Dick醫生，他給華盛頓提出這個治療方案的時候，是一七九九年。他超越了時代一百多年。我同樣為Dick醫生惋惜，當時他的方案遭到反對後，他沒有堅持。如果當時他堅持下去並取得成功，那麼不僅會挽救華盛頓的性命，也將大大推動氣管切開術的研究和進展，拯救更多的患者。

Dick醫生既然提出這種方案，我想他自己應該並非沒有這方面經驗。為什麼他沒有堅持？我想無非是以下幾個原因：

第一是他太年輕，在當時在場的醫生裡面，他是最年輕的一個，而醫學自古以來是個論資排輩的行當。

第二是風險。畢竟，當時氣管切開手術還遠未成熟，而面對的患者又是舉世聞名的國父華盛頓。將不成熟的技術用於一個大名鼎鼎的患者，對醫生來講是一場輸不起的豪賭。大家應該還記得電影《鋼鐵俠》裡面給主角做手術時華裔醫生和護士的對話：「如果我們失敗了，世界將失去一個偉大的人。」「是的，最糟糕的是，全世界都知道是誰幹的。」

華盛頓就這樣離開了。能拯救他生命的氣管切開術，在二十世紀二〇年代才被廣泛接受。而嚴重損害他健康甚至可能成為他次要死因的放血療法，則頑強地堅持了一百多年後才被掃進歷史的垃圾堆。在十九世紀末和二十世紀初，還有不少醫生在堅持使用放血療法，批評那些全盤否定放血療法的人太偏激、太極端。

華盛頓去世的那年，地球的另一端，一個八十八歲的老人也閉上了眼睛，他叫愛新覺羅．弘曆，也就是大名鼎鼎的乾隆皇帝。

華盛頓身後，一個朝氣蓬勃的偉大國家在崛起；乾隆皇帝身後，一個暮氣沉沉的古老帝國在沒落。而兩個國家之間持續幾百年的恩怨紛爭，也即將上演。

8

拿破崙的失敗與斑疹傷寒

拿破崙的大軍為斑疹傷寒的傳播創造了極其完美的條件，士兵的衣服長期無法換洗甚至難以脫衣入睡，導致體蝨大量滋生。住宿條件極差，使得很多士兵不得不擠在一起入睡和取暖。而斑疹傷寒的病原普氏立克次體就存在於蝨子的糞便中，隨時可能通過細小的傷口（包括抓撓導致的傷口）侵入不幸者的體內……

最後，僅有三萬法軍回到巴黎。拿破崙稱雄歐洲的雄師就這樣煙消雲散，讓人想不到的是他們是被寒冷、飢餓，以及小小的蝨子消滅的。

拿破崙是一個傳奇。拿破崙出生在科西嘉島，他的家族是義大利的一個貴族世家[1]。十歲那年，他離開家鄉到法國本土學習，十六歲那年，他在法國巴黎軍官學校畢業，並獲得炮兵少尉軍銜。

在拿破崙二十歲那年，法國大革命爆發，法國和整個歐洲進入一個風雨激盪的時代。時勢造英雄，拿破崙憑藉自己卓越的軍事天才在亂世中如魚得水，脫穎而出。此後拿破崙的人生軌跡足令我這種奔四十了還住不上帶客廳的房子的人自慚形穢汗顏不已：二十六歲，榮升為陸軍准將兼巴黎衛戍司令；三十歲，任法蘭西共和國第一執政官；三十五歲，成為法蘭西帝國皇帝。

稱帝後的拿破崙，率領雄師橫掃歐洲大陸，到一八〇九年打敗第五次反法同盟後，法蘭西帝國的輝煌達到鼎盛時期。拿破崙已經征服了除英國和俄國之外的所有歐洲國家。

拿破崙一生中，打過四十多次勝仗，是當之無愧的戰神。他是如此傑出，以至於他的宿敵也對他敬仰有加。一八五五年，拿破崙去世三十四年後，當年拿破崙的死敵，正處在日不落帝國輝煌中的英國維多利亞女王攜王儲（後來的愛德華七世），到拿破崙埋骨的巴黎傷兵院（Hotel des Invalides），女王讓王儲在「偉大的拿破崙」墓前下跪。

終結拿破崙輝煌的，是一場對拿破崙來說前所未有的慘敗。一八一二年，四十三歲的拿破崙皇帝率領數倍於對手的五十七萬大軍東征俄國。在這場戰爭中，拿破崙贏得了每一次戰鬥，卻輸掉了整場戰爭。經過漫長而艱難的行軍，拿破崙占領了莫斯科，卻被迫撤離回國。又經過同樣漫長而艱難的行軍，東征大軍回到法國時，僅剩區區三萬人。整個法國的精銳部隊在這場戰爭中損失殆盡，匆匆招募的新兵雖然作戰勇敢，卻最終被占據絕對優勢的反法同盟擊敗。拿破崙被迫退位和接受流放。

以往普遍認為，是俄國的寒冬以及俄國人堅壁清野造成的飢餓擊敗了法軍。但是在兩百年後，一些新發現的證據將拿破崙失敗的原因歸咎於一種微不足道的生物——蝨子身上，是它在拿破崙大軍中傳播的流行性斑疹傷寒，毀滅了拿破崙的軍隊以及他的法蘭西帝國。

二〇〇一年，在立陶宛首都維爾紐斯，人們發現了一個有三千具屍體的亂葬坑。考古學家經過認真分析之後，證明他們就是拿破崙東征時的大軍。研究人員提取了DNA樣本並在實驗室進行了深入分析，最後發現其中很多人是死於斑疹傷寒。斑疹傷寒分兩種：流行性斑疹傷寒和地方性斑疹傷寒。流行性斑疹傷寒多發於冬春季節，由蝨子傳

1 科西嘉島靠近義大利西方，原屬熱那亞共和國，一七六八年經協議賣給法國，法國國王承認拿破崙的父親為法國貴族。一七六九年，拿破崙出生。

播。而地方性斑疹傷寒多發於夏秋季節，由鼠蚤傳播。

流行性斑疹傷寒主要由體蝨傳播，這註定了它與軍隊、戰爭有著不解之緣。戰爭環境的惡劣，使得士兵的衛生狀況很差，尤其是在冬天，士兵難以經常洗澡換衣服，這就導致體蝨滋生。而軍隊人員密集，普通士兵都擠在一起休息，這又導致體蝨很容易在不同人之間爬來爬去互相傳播。第一次世界大戰中，塞爾維亞於一九一四年十一月爆發嚴重的斑疹傷寒，不到六個月死亡十五萬人，蘇俄從一九一七年到一九二一年，斑疹傷寒患者達兩千五百萬人，其中兩百五十萬人死亡。類似的髒亂擁擠環境還包括監獄，所以斑疹傷寒還有個別稱叫做「監獄熱」。

流行性斑疹傷寒的致病原，叫做普氏立克次體。患者發病前一般有五～二十一天，平均十～十二天的潛伏期。患者大多發病急驟，出現高熱、畏寒、劇烈持久頭痛、周身肌肉疼痛、眼結膜及臉部充血等。四～六天後，八○%的患者會出現全身出血性小血疹，並會出現嚴重的神經系統和心血管系統症狀。流行性斑疹傷寒的死亡率高達一○%～四○%，而寒冷、飢餓和疲勞無疑會大大增加死亡率。

一八一二年六月，拿破崙的軍隊在德國集結完畢，進入波蘭領域，軍隊數量超過當時巴黎的人口。以往善於以少勝多的拿破崙，這次一反常態地試圖以絕對優勢的兵力戰勝對手。但是，軍隊多了未必一定是好事，人類歷史上，軍隊占有巨大人數優勢的一方慘敗的例子比比皆是，中國的有赤壁之戰、官渡之戰、淝水之戰，而歐洲也有希波戰爭作為前車之鑒。

為什麼軍隊多了不一定是好事呢？首先指揮就是一個大問題，如韓信所言，大部分將軍都有自己指揮能力的極限。在沒有現代通信技術和網路的年代，軍隊數量一旦過大，統帥就難以準確把握每支軍隊的具體情況，難以做到知己知彼。而拿破崙這種多國聯軍部隊就更麻煩，不同國家，軍隊語言不通，習慣不同，利益訴求也不一致，這會給指揮和協調造成很大困難。

此外就是後勤，某種程度上，打仗就是打後勤，十萬人的軍隊在前線作戰，後面為這支部隊提供後勤保障的人數可能是軍隊數量的幾倍甚至十幾倍。一旦軍隊數量過於龐大，後勤保障壓力就會極其巨大，如果後勤保障崩潰，就會造成災難性的後果。拿破崙遠征俄羅斯，路途遙遠，後勤已是一大難題，再弄一支如此龐大的軍隊，那難題就近乎無解了。事實上，拿破崙的慘敗很大程度上正是因為後勤保障的崩潰，他的大軍在很長時間內是在無後勤保障的情況下作戰，最終被俄軍肥的拖瘦，瘦的拖死。

龐大的軍隊同時大大增加了衛生管理的難度，這也為疾病的流行創造了條件。

拿破崙的軍隊是經過波蘭進入俄羅斯的。從時間上推算，拿破崙的軍隊應該就是在波蘭感染了斑疹傷寒。斑疹傷寒是當時波蘭的常見疾病。當時波蘭極度貧窮，「髒得難以置信」，農民從不梳頭洗臉，頭髮蓬亂，渾身長滿蝨子。俄國人在撤退前，又破壞了當地的衛生設施，連井水都不乾淨。

拿破崙的大軍為斑疹傷寒的傳播創造了極其完美的條件，士兵的衣服長期無法換洗甚至難以脫衣入睡，導致體蝨大量滋生。住宿條件極差，使得很多士兵不得不擠在一起入睡和取暖。而斑疹傷寒的病原普氏立克次體就存在於蝨子的糞便中，隨時可能通過細小的傷口（包括抓撓導致的傷口）侵入不幸者的體內。當時一位隨軍醫生記載了蝨子氾濫的程度：「勃艮第到蘆葦墊子上睡覺，很快被蝨子的動靜弄醒……於是，他脫掉襯衫和褲子並扔到火裡，蝨子的爆裂聲就像兩個步兵團在交火一樣……許多同伴被咬傷，繼而病倒、死去……」

進入俄羅斯後，拿破崙的軍隊開始大批發病，不到一個月，拿破崙就損失了八萬人。

不得不說，拿破崙是一個極其冷酷的人，為了勝利不擇手段。面對如此巨大的傷亡，如果他終止作戰計畫，撤退回去休整，那接下來的悲劇就可以避免。但是，為了勝利，拿破崙完全無視士兵的大批傷亡，堅持進軍。拿破崙的五十七萬大軍，僅有不到十萬人挺進莫斯科，而在進入莫斯科前一星期的時間，他的軍隊就因病死亡一萬人。

俄國人撤出了莫斯科，只留給拿破崙一場大火和一座空蕩蕩的破爛城市，面對俄國的冬天和不斷減員的士兵，拿破崙不得不選擇撤退。而在撤退途中，斑疹傷寒依然如影隨形，且寒冷、飢餓，以及身後的俄羅斯軍隊，使得士兵一旦患病幾乎等同於死亡。最後，僅有三萬法軍回到巴黎。拿破崙稱雄歐洲的雄師就這樣煙消雲散，讓人想不到的是他們是被寒冷、飢餓，以及小小的蝨子消滅的。

一八一四年，四十五歲的拿破崙被迫向反法聯盟無條件投降並宣告退位，被流放厄爾巴島。一年後，拿破崙逃回法國，並在軍隊和民眾的擁護下再次即位。但是，不到一百天後，他兵敗滑鐵盧，再次退位，被流放和囚禁到聖赫勒拿島。一八二一年，五十二歲的拿破崙在這裡死去。

關於滑鐵盧兵敗，有史學家稱，當時拿破崙極有希望取勝，但在戰役最關鍵的那一天，他的痔瘡發作，疼痛難忍，無法親自指揮軍隊，最終導致了失敗。

至於拿破崙的死因，曾經有很多爭議，很多人堅信拿破崙是被謀殺身亡的。拿破崙留下的遺物中，有他自己的幾綹頭髮。有人對這些頭髮進行了化驗，發現砷含量很高。這令謀殺論者一下找到了理論依據，認為拿破崙死於砒霜（三氧化二砷）中毒。

其實，拿破崙的死因很明確，並有詳細的屍體解剖資料證實。拿破崙死後，他的私人醫生和六位英國軍醫為他進行了驗屍。結果顯示拿破崙死於胃癌破裂導致的胃出血和胃穿孔。據記載，拿破崙胃壁上的穿孔足以通過一個手指。而拿破崙臨死前的症狀，也完全符合胃癌出血和胃穿孔的表現，且拿破崙有明確的胃癌家族史，他一家三代人都是死於胃癌。

鑒於拿破崙的頭髮砷含量過高的問題長時間爭吵不休，為了弄清楚真相，法國人對此事進行了認真的研究。二〇〇二年十月，三位權威的法國專家組成的調查小組對拿破崙遺留下來的頭髮進行了細緻分析。結果顯示：拿破崙在世時保留下來的頭髮裡砒霜的含量確實超出正常值許多倍。但無論是一八〇五年、一八一四年還是一八二一年從拿破崙身上取下的頭髮裡，砒霜含量幾乎一致，而且均勻分布在整根頭髮上。

對此的合理解釋只有一個：這些砒霜不是拿破崙攝食到體內又分布到頭髮上去的，而是直接來自外部環境。當時歐洲有用砒霜保存物品的習慣，拿破崙頭髮中的砒霜，應該就是這麼來的。

如果你對這個結論有所懷疑，那不妨看看這三個權威專家的身分：巴黎警察局毒物學實驗室負責人里科代爾、法國奧賽電磁輻射使用實驗室專家舍瓦利耶，以及巴黎原子能委員會凝聚態、原子、分子研究所專家梅耶爾。

征服者拿破崙最終被疾病徹底征服了。而人類征服斑疹傷寒，則是一個世紀以後的事情了。

一九〇九年，拿破崙兵敗俄羅斯九十七年後，墨西哥城流行斑疹傷寒，一位叫立克次的科學家來到墨西哥城，並成功地分離到了病原體，不幸的是，他因此感染斑疹傷寒並最終不治。人們用他的名字命名了這種病原體：立克次體。

一九一五年，同樣獨立發現斑疹傷寒病原體的科學家普若瓦帥克死在自己的研究上，此後，流行性斑疹傷寒的病原體被命名為：普氏立克次體。

一九〇九年，法國醫生尼科爾發現了蝨子在疾病傳播中的作用，並因此獲得了一九二八年的諾貝爾獎。

一九三七年，第一個斑疹傷寒疫苗面世。

一九四八年，對立克次體有強效殺菌作用的氯黴素和四環素問世。氯黴素有可能導致造血系統功能破壞，而四環素可以導致大名鼎鼎的四環素牙（牙著色泛黃），但這兩種抗生素對於斑疹傷寒，都有很好的療效。

隨著有效抗生素的出現和可以殺滅蝨子跳蚤的各種殺蟲劑的問世，以及衛生水準的不斷提高，斑疹傷寒已經得到了有效控制。

9

提前終結第一次世界大戰的西班牙流感

西班牙流感死了多少人？

據估計，當時全球十八億人中，可能有十億人被感染。而死亡人數最低估計為二千五百萬到四千五百萬，事實上，由於全球尚未普遍建立完善的衛生管理和統計報告制度，這個數字幾乎肯定是被嚴重低估的。有人認為，這次西班牙流感導致的死亡人數，可能高達七千萬到一億人。而整個第一次世界大戰的死亡人數，是一千六百萬人。

一九一八年，歐洲處在一片血腥的戰火之中。人類近代史上第一次世界大戰已經打了足足四年時間。這場戰爭已經奪去了無數人的性命，製造了無窮的災難，從馬恩河、索姆河到凡爾登，無數年輕的生命被戰爭的絞肉機攪得粉碎。雙方都已經代價慘重而且筋疲力盡，但是，依然沒有人能看到戰爭結束的跡象。

對戰爭雙方來說，形勢都是憂喜參半的。一九一七年十一月，俄國十月革命爆發，新成立的蘇維埃政權決定結束戰爭；一九一八年三月三日，蘇俄政府與德國簽訂《布列斯特和約》，蘇俄割讓三百二十三萬平方公里領土，賠款六十億馬克。德國在東線戰場完勝，終於從兩線作戰的困境中解脫出來，得以全力在西線作戰。這對德國無疑是一個巨大的利多，而對協約國則是個糟糕的消息。

但另一件事情則是協約國笑而同盟國哭。一九一七年四月，發夠了戰爭財的美國人終於參戰了。美國參戰時，協約國已經快堅持不住了，當時法軍已經出現了全軍性的譁變，新任的法軍統帥貝當已經不敢再發動進攻，他只能堅守下去，等待美國軍隊的到來。德國從東線解脫後，試圖抓住美軍主力尚未抵達的間隙，全力擊敗英法聯軍結束戰爭。在《布列斯特和約》簽訂後，德軍集中全部力量對聯軍發動猛攻，一度推進到距離巴黎三十七公里的地方。

戰爭的勝負取決於美軍能否及時到來。三月份開始，大批的美軍開始登船前往歐洲參戰，去挽救已經筋疲力盡的英法聯軍。與他們同船到達的，是一種前所未有的可怕瘟疫：西班牙流感。

流感，是一個讓防疫專家和醫生一聽到就寒毛直豎毛骨悚然的名詞。大家可能還記得二〇一三年中國出現禽流感病例時政府如臨大敵全力備戰，電視台鋪天蓋地報導的情形。

很多老百姓對此很不以為然，在他們的眼中，流感流感，不就是感冒流行嗎？感冒而已，有啥好怕的。其實流感絕非普通流行感冒，流感和普通感冒，有著本質的區別。

在英文中，感冒稱為cold，而流感稱為influenza，二者屬於不同疾病。普通感冒屬於無足輕重的小病，而流感則是《傳染病防治法》裡國家以法規形式重點監管控制的疾病之一。一般的流行性感冒是中國《傳染病防治法》規定的丙類傳染病，人感染高致病性禽流感、A型H1N1流感屬於乙類傳染病。其中人感染高致病性禽流感由於危險性大，可以按照甲類傳染病採取措施。

普通感冒可由多種病原體引起，比如，鼻病毒、腺病毒等，而流感的病原體是流感病毒。

普通感冒患者主要表現為鼻塞、流涕、打噴嚏的上呼吸道感染，以及發熱等全身輕微症狀。而流感則主要表現為高熱、全身痠痛等全身感染症狀，並伴隨多個臟器損傷。

普通感冒傳染性差，患者一般預後良好可以自癒。而流感傳染性強，病情嚴重，可導致患者死亡。

流感病毒是一種黏液病毒科的ＲＮＡ病毒，可分為Ａ、Ｂ、Ｃ三種類型，可在人和禽類以及哺乳動物間傳播。二〇一三年令整個中國防疫系統如臨大敵的流感病毒，又稱Ａ型H7N9禽流感。而一九一八年隨美軍登陸歐洲並蔓延全球的西班牙流感，很多研究認為可能是Ａ型H1N1豬流感。

流感病毒命名中的Ｈ和Ｎ，分別代表病毒結構中必不可少的兩種蛋白質：紅血球凝集素（Ｈ）和神經胺酸酶（Ｎ），目前，人類已知的Ｈ有十六種，而Ｎ有九種。這兩種蛋白，是流感病毒侵入細胞必不可少的東西，同時也是流感病毒的主要抗原。

所謂的抗原，就是能引起人體免疫系統反應免疫作用的東西。人體的免疫系統識別病毒，其實是靠識別病毒攜帶的抗原。人體的免疫系統初次透過免疫接種或者感染病毒的方式接觸病毒抗原後，就會建立對這種抗原的識別能力，一旦再次遇到同樣的抗原，人體免疫系統就會立即行動起來，在病毒尚未來得及致病的情況下快速將其消滅。

但麻煩的是，流感病毒很狡猾，它的這兩種抗原成分在不斷發生變異，這種變異會欺騙人體免疫系統對病毒的識別能力。每發生一次變異，病毒對人體免疫系統來說就會顯得陌生一些，當出現比較大的變異時，人體免疫系統就無法識別病毒，無法及時清除病毒。

流感病毒有一年一小變，十年一大變之說，這使得人類難以一勞永逸地透過疫苗接種獲得永久性免疫力，也導致了病毒週期性的大流行。幸運的是，憑藉現有的技術，我們在獲得病毒樣本後，可以很快製備出針對該種病毒的疫苗進行預防接種。現在北京很多學校單位都提供免費的流感疫苗注射，但是很多人並不領情，接種率據說只有二〇%左右，作為一個醫生，我對此實在無法理解。

參戰時的美國，只有十八萬軍隊。宣戰後，美國全國動員進行戰爭準備，在各地建立了巨大的軍營，徵召了數百萬的年輕人參軍，先後將三百五十萬人訓練成士兵，大批開向歐洲戰場。與戰爭相關的工廠全力開工，大量的工人和後勤人員集中在一起加班加點地工作。同時，為了支援戰爭，全國廣泛組織遊行和宣傳活動。這種大範圍的人員流動和聚集，為流感病毒的傳播創造了幾近完美的條件。

關於這場流感的起源，有很多的觀點和爭議，但目前最令人信服的說法，是流感起源於美國，經美國的軍營傳遍全國，進而透過美軍進入歐洲並蔓延到全世界。而最可能的疫源地，是美國德克薩斯州的哈斯克爾郡。一九一八年二月的最後一個星期，幾名應徵入伍的年輕人從正在流行「重感冒」的偏僻的哈斯克爾郡來到了福斯頓軍營。美國為了戰爭匆匆建造的兵站擁擠不堪，福斯頓軍營也不例外。一九一八年三月四日，福斯頓軍營的第一例流感患者開始發病，到當天中午，患者數量超過一百人，三週內，一一〇〇名士兵因病重需要住院。由於軍隊不斷在各軍營間流動，流感很快在軍營中蔓延開來。

但是，當時歐洲戰事吃緊，美國政府選擇了嚴密封鎖消息的同時繼續向歐洲派兵。一九一八年三月，八四〇〇〇名美國大兵開赴歐洲前線，次月，又有一一八〇〇〇名美國大軍渡洋參戰。戰爭期間，美國派遣到歐洲參戰的人數達到一百五十萬人。很多美軍士兵並沒有活著登上歐洲大陸，他們在海上就已經發病並死亡。

四月初，在美國人登陸的布列斯特，流感開始出現，布列斯特的法國海軍司令部因為流感而癱瘓。此後，流感以驚人的速度席捲歐洲大陸和全世界，造成了一場空前的災難。

這次的流感，先後對人類發起了三波攻擊。第一波攻擊在一九一八年四月至七月，病毒由布列斯特向全歐洲快速蔓延，這波攻擊的特點是發病率高而死亡率低。第二波攻擊是同年七月至十一月，病毒席捲了歐、美、亞、非各大洲，其特點是發病率和死亡率高；第三個高峰是在一九一九年一月至五月，這期間流感的致病力和死亡率有所下降。

西班牙流感死亡率高達二·五%~五%，是全球有史以來最恐怖的一次流感，亞馬遜河口的馬拉若島是當時世界上唯一沒有感染報告的人類聚集地。流感甚至蔓延到了阿拉斯加，對流感毫無免疫力的因紐特人全村全村地死亡。

與以往的流感不同，西班牙流感死亡率最高的群體，是二十到三十五歲的青壯年。換句話說，是戰爭的主力。

這次流感被稱為西班牙流感，並非因為疫源地在西班牙，當時參戰各國都嚴密封鎖消息，流感的疫情並不為外界所知。而西班牙因為沒有參戰，所以沒有對疫情進行封鎖，媒體對疾病的報導比較多。這次流感造成了西班牙八百萬人感染，約十七萬人死亡。馬德里三分之一的市民感染了流感，其中包括西班牙國王。

交戰的雙方被流感搞得焦頭爛額。

美國焦頭爛額。美國因流感死亡了五四・八萬人，占全國人口的〇・五％。一九一八年九月，流感已經傳入費城。在醫療專家強烈的反對下，費城政府依然組織了發行戰爭公債的宣傳大遊行，數十萬人的隊伍綿延三公里。遊行結束七十二小時後，費城全部醫院都爆滿，等著住院的病人排起長長的隊伍。有錢的患者家屬偷偷給護士高達一百美元的紅包卻依然沒用。費城政府反覆宣傳疾病已經得到控制，而每日死亡數字卻在幾倍、十幾倍、幾十倍地不斷上升，僅一九一八年十月十日，費城就有七五九人死於流感。整個十月，二十萬美國人因流感死去。該年美國人口平均壽命下降十二歲。美國不得不動用全部力量對抗流感，全民動員支援戰爭，變成了全民動員對抗流感。

英國焦頭爛額。不含北愛，英國因流感死亡二二．五萬人。僅一九一八年四月，英軍就有三．一萬人染病。到五月，英國皇家海軍有一〇%的部隊感染了流感，整整三週時間無法作戰。流感爆發期間，英格蘭平均每週死亡人數達四四八二人，連國王喬治五世也被感染。

法國焦頭爛額。法國因流感死亡人數是一六．六萬人。在巴黎，平均每週有一千二百人喪生。六月上旬，在德軍發動猛攻的當口，近二千名法軍因感染流感不得不撤出戰場。

德國同樣焦頭爛額。德國因流感死亡人數是二二．五萬人。為了在美軍大部隊到達前結束戰爭，德軍三月起發動了一系列進攻。勇敢的德軍士兵衝進對方的戰壕，也接收了對方留下的流感病毒。四月下旬，正策劃發起新一輪進攻的德國統帥魯登道夫得到消息：德軍隊伍爆發流感。三月到八月，流感加上戰爭傷亡，德軍減員八十萬人，整個德軍部隊三成士兵因流感減員。德軍士氣低落，逃兵四起。

伴隨死亡數字的，是幾十倍於此的病人數量。對於戰爭而言，某種程度上病人比死人還要麻煩，因為每個病人都需要有人照顧，消耗大量的人力和物力。流感死亡率最高的是年輕人，而這些人正是支撐戰爭的主力。各國政府都急於擺脫戰爭，集中全國力量用於對抗這個更恐怖的敵人。

一九一八年十一月，德國基爾港水兵起義，此後起義遍及全國，德國的戰爭機器首先熄火了。德皇威廉外逃，德國政府向協約國求和，而協約國也已經沒有力氣再打下去了。

一九一八年十一月十一日，德國政府代表埃茨伯爾格同協約國聯軍總司令福煦在法國東北部貢比涅森林的雷東德車站簽署停戰協定。戰勝國鳴放禮炮一〇一響，宣布第一次世界大戰結束。

西班牙流感死了多少人？

據估計，當時全球十八億人中，可能有十億人被感染。而死亡人數最低估計為二千五百萬～四千五百萬，事實上，由於全球尚未普遍建立完善的衛生管理和統計報告制度，這個數字幾乎肯定是被嚴重低估的。有人認為，這次西班牙流感導致的死亡人數，可能高達七千萬到一億人。而整個第一次世界大戰的死亡人數，是一千六百萬人。

最後說兩個小八卦。

當時在歐洲的美軍中，有一個將軍感染了流感，虛弱到只能在擔架上指揮戰鬥，幸運的是他頑強地活了下來，在二戰中他戰功赫赫，成為五星上將。他的名字叫麥克阿瑟。

當時美軍的海軍部長沒有得流感，但是海軍次長卻倒下了，而且病情極為嚴重，出現嚴重肺炎。醫生認為他很可能會死，但是他也頑強地活了下來。他的名字叫富蘭克林・德拉諾・羅斯福（Franklin Delano Roosevelt），後來成為美國最偉大的總統之一。

10

都是沒藥惹的禍：蘇格蘭為何失去獨立？

一六九八年，蘇格蘭幾乎傾其所有，將大量資金投入到美洲殖民地的冒險計畫。但是，理想很豐滿，現實很骨感。征服熱帶叢林地區最大的敵人，就是以瘧疾為代表的熱帶流行病，被瘧疾折磨得毫無抵抗力的蘇格蘭殖民者，面對西班牙人的攻擊，很多人病得幾乎連站起來投降都困難。

一七〇〇年，「達連計畫」宣告徹底失敗，蘇格蘭損失了二千人，以及一五三〇〇〇鎊資金，約占蘇格蘭全部流動資本的四分之一。英格蘭趁機多方運作，蘇格蘭議會最終含淚賣身，接受了英格蘭的合併計畫。

不久前，大不列顛的蘇格蘭鬧騰著要獨立，生生把首相卡麥隆（David Cameron）這個大老爺們給鬧騰哭了。雖然蘇格蘭最後還是沒從大不列顛及北愛爾蘭聯合王國分離出去，但是超高的支持獨立比例，還是埋下了無窮後患。

說起來有意思，英格蘭和蘇格蘭在同一個島上，兩個國家自從一千年前就開始了一場逼婚與反逼婚的鬥爭。蘇格蘭和英格蘭的千年歷史，幾乎就是翻來覆去播放無數遍的狗血韓劇：英格蘭這個惡霸要強搶蘇格蘭當老婆，蘇格蘭三貞九烈堅決不從，於是各種陰謀、各種糾結、各種大戰、各種血肉橫飛，沒完沒了地一遍遍上演。威廉·華萊士，就是大家比較熟悉的一個反抗英格蘭侵略、保衛蘇格蘭獨立的民族英雄。

蘇格蘭人確實很不容易，英格蘭軟硬兼施，糾纏了蘇格蘭數百年，期間不乏霸王硬上弓，而蘇格蘭愣是一次次度過危機保持了獨立。直到後來，由於兩個王室聯姻，兩個國家有了同一個國王，但蘇格蘭依然和英格蘭各過各的，保持了自己的獨立。

那麼，三貞九烈的蘇格蘭又是如何含淚從了英格蘭的呢？應了那句老話：人窮志短，再加一句：沒有藥啊！

首先是老天爺不開眼。十七世紀末期，蘇格蘭遭受了始料未及的大饑荒。從一六九五年至一六九九年，氣候的反常使蘇格蘭糧食產量一落千丈，糧價飛漲，餓殍遍地。蘇格蘭人口足足減少了一五％。由於大量進口糧食，蘇格蘭的資金大量外流，嚴重損害了國內信貸系統，造成嚴重的經濟衰退。

窮則思變，為了擺脫經濟困局，蘇格蘭人展開了一場豪賭。當時西班牙等國靠著開發美洲殖民地發了大財，蘇格蘭人也想有樣學樣。一六九五年，蘇格蘭人成立了「蘇格蘭對非洲及東、西印度群島貿易公司」。公司開始執行一個雄心勃勃的「達連計畫」（Proyecto Darién）。達連就是現在的巴拿馬運河地區，也是美洲大陸最狹窄的地方。蘇格蘭計畫占領達連，建立殖民統治並開闢一條連接太平洋和大西洋的通道。這條通道一旦打通，蘇格蘭就可以靠收過路費富得流油了。

計畫確定後，蘇格蘭開始募集資金。過夠了苦日子的蘇格蘭資產階級幾乎傾其所有，將大量資金投入到這次冒險計畫。一六九八年七月，蘇格蘭公司的殖民船隊滿載著全國的希望起航，次年抵達了目的地。

但是，理想很豐滿，現實很骨感。蘇格蘭人要想達成夢想，需要戰勝三個半敵人：瘧疾、黃熱病、西班牙人以及英格蘭人。英格蘭人算半個，因為他們沒有直接攻擊蘇格蘭殖民隊伍，但是他們接到命令不許給蘇格蘭人任何援助，連一桶水都不行。

黃熱病已經很糟糕了，但不是最糟糕的，黃熱病患者絕大部分是輕症，只有一五％左右是重症，患者痊癒後一般不留後遺症，而且獲得長期免疫力。

征服熱帶叢林地區最大的敵人，就是以瘧疾為代表的熱帶流行病，瘧疾是由蚊子傳播的，得了瘧疾的患者，渾身忽冷忽熱，痛苦不堪，不僅自己喪失工作和戰鬥能力，還得有專人照顧。在熱帶地區作戰，有一千人得瘧疾還不如陣亡一千人，因為得病的這一千人基本喪失戰鬥和自理能力，需要專人照顧。二戰時期，麥克阿瑟曾經發牢騷說：我的士兵三分之一得了瘧疾，三分之一在照顧瘧疾患者，只有三分之一能戰鬥。事實上，麥克阿瑟能有三分之一士兵作戰就不錯了，畢竟當時美軍士兵並非無藥可用。

被瘧疾折磨得毫無抵抗力的蘇格蘭殖民者，遭到了西班牙軍隊的攻擊。當時的達連雖然是塊處女地，但早已經被西班牙視為囊中之物，不容他人染指。面對西班牙人的攻擊，很多蘇格蘭人病得幾乎連站起來投降都困難。

一七〇〇年，「達連計畫」宣告徹底失敗，蘇格蘭損失了二千人，以及一五三〇〇〇鎊資金，約占蘇格蘭全部流動資本的四分之一，這對蘇格蘭經濟的打擊可想而知。英格蘭趁機多方運作，蘇格蘭議會最終含淚賣身，接受了英格蘭的合併計畫，蘇格蘭「達連計畫」的損失由英格蘭承擔，因此，蘇格蘭作為一個獨立的國家不復存在。

嗯，問題來了，為什麼當時攻擊蘇格蘭人的西班牙人不怕瘧疾呢？很簡單，西班牙人有當時最有效的對抗瘧疾的武器：一種樹皮磨成的粉，這種樹就是我們現在熟知的金雞納樹。

關於金雞納樹，有個美麗的傳說。說的是美洲印第安人早就知道用某種樹的樹皮磨成粉可以治療瘧疾，但一直被印第安人視為最高機密，誰敢洩漏就殺死誰。後來祕魯總督夫人金雞納得了瘧疾，生命垂危。她的印第安侍女不忍她病死，偷偷拿這種樹皮粉給她吃。總督夫人康復了，但是那位侍女被發現偷偷往夫人藥裡加東西，被懷疑成投毒，因為不肯吐露樹皮的祕密，她要被處死，結果總督夫人趕到，她不信自己的侍女會加害她。經過反覆詢問，侍女最終說出了真相。這種樹皮於一六三八年被金雞納夫人帶回了歐洲，於是這種樹被稱為金雞納樹，而裡面含的治療瘧疾的物質，就是奎寧，一八二〇年才被分離出來。

這個故事很美麗，但可惜只是個故事。歷史上的金雞納夫人沒有得過瘧疾，而且在回西班牙的路上就死了。

實際上，最早使用金雞納樹皮治病的紀錄在一六三〇年就有了，在當時的西班牙殖民地祕魯首都利馬的耶穌會傳教士手裡，也稱為耶穌粉。我們可以合理地推斷，耶穌會教士也許是透過某種管道從當地印第安人那裡知道了這種神奇藥粉的功效。

蘇格蘭當時有沒有管道獲得金雞納樹樹皮粉呢？有的，當時大量的金雞納樹皮被運到歐洲高價出售，蘇格蘭想買還是買得到的。為什麼蘇格蘭的殖民隊伍沒有配備呢？無非兩個原因，一個是認識不足，蘇格蘭當時沒有殖民經驗，可能對美洲的險惡叢林環境缺乏足夠的瞭解，沒有意識到瘧疾的巨大威脅。二是實在太窮，這些東西從美洲運到歐洲，泥巴也賣出黃金價來了，蘇格蘭殖民隊伍根本負擔不起。

至於西班牙軍隊，金雞納樹皮粉的發源地祕魯就是西班牙殖民地，而且也不用繞小半個地球運輸，當然不會缺了供應。

可憐的蘇格蘭抗爭了幾百年，最終因為沒藥吃被併吞了。華萊士臨死前那歇斯底里的「自由」，就這樣被一塊樹皮毀掉了，令人唏噓不已。

美洲的金雞納樹因為亂砍濫伐幾乎絕種，後來，荷蘭政府設法獲得了金雞納樹的種子，帶到爪哇大量種植，發了好大一筆橫財。直到現在，印尼的金雞納霜產量還占全世界九二%。

一六九三年，也就是蘇格蘭殖民船隊豪情萬丈地向美洲前進的前五年，距離蘇格蘭半個地球之外，一個叫愛新覺羅·玄燁的人，也就是大名鼎鼎的康熙皇帝得了瘧疾，病情嚴重。法國傳教士洪若翰進獻金雞納霜，治癒康熙帝的瘧疾。那一年，康熙大帝四十歲，皇太子胤礽十九歲。如果沒有金雞納霜，康熙皇帝也許會少活二十九年。如果康熙皇帝那一年掛了，年富力強的皇太子即位，也就不會有後來的九王奪嫡手足相殘了。也就不會有雍正大帝乾隆大帝，也就不會有大明湖畔的夏雨荷了。

一七一二年，大清帝國的金陵織造曹寅身患瘧疾，向皇帝索要金雞納霜救命。這曹寅可不是一般人，他十六歲任御前帶刀侍衛，和康熙感情非同一般，康熙四次南巡都住他家裡。康熙知道曹寅得病後，特地「賜驛馬星夜趕去」，還寫了一份很詳細的使用說明書，恩寵真是非同一般。可惜曹寅命薄，藥沒送到就死了。

曹寅死的時候，只有五十四歲。如果能熬過這關，再多活十年八年的希望是很大的。曹寅一死，人走茶涼，皇帝對曹家的恩寵也就基本結束了，曹家開始敗落。

曹寅死後兩年，他的孫子出生，名叫曹雪芹。經歷了家族由繁花著錦烈火烹油到樹倒猢猻散的曹雪芹，寫出了流傳千古的《紅樓夢》。

如果那瓶藥能早點送到，也許曹寅就能多活很長時間，也許曹家就不會那麼快敗落，也許曹雪芹就會出落成一個花花公子官富二代，也許這世上就沒有《紅樓夢》了，也就沒有那麼多指著紅學混飯吃的文人了。

歷史，有時候就這麼容易被改寫。

11

天使or惡魔：歷史上的藥物安全事件

一八九七年，德國拜耳公司一位叫菲力克斯·霍夫曼的藥劑師再次合成了二乙醯嗎啡，它超強的鎮咳和鎮痛作用令公司喜出望外，並起了一個超級高大上的名字「海洛因」隆重推出，也就是「英雄」的意思，被銷往二十多個國家，為拜耳公司賺取了巨額利潤……

海洛因的發明者霍夫曼對拜耳公司有巨大的貢獻，除了海洛因，他還發明了大名鼎鼎的阿斯匹靈。一九四六年，霍夫曼孤獨地死去，拜耳公司甚至沒有給他發一個訃告。這麼做的原因，所有人都心知肚明，但資本家的冷血，還是令人為之黯然一嘆。

醫藥醫藥，醫學從萌芽時候起，就和藥物的開發緊密聯繫在一起。最早的藥物，是從天然的植物和礦物中取得的，神農嘗百草的傳說，某種程度上就是人類祖先以原始的方式，在萬千植物中尋找治病良藥的歷史。

這種尋找藥物的方式無疑是危險和低效的。要知道，植物生來不是為了給人吃的。事實上，植物在演化過程中，會產生各種各樣的毒素以免自己被吃掉。人類用了千萬年的時間，也不過從萬千植物中篩選了極其有限的種類，再經過艱苦的努力改造成農作物予以種植。

而天然藥物的選擇，在沒有現代科學技術的情況下，只能依賴人類千萬年來經驗的累積和總結。這些積累和總結注定非常原始和粗糙，而且良莠不齊。人類進入工業文明時代後，科技發展一日千里，藥物研發的手段也越來越先進。青黴素、胰島素等一大批藥物被開發出來造福人類。但是，這期間我們也犯過嚴重的錯誤，遭遇過極其慘痛的教訓，在這些錯誤和教訓的基礎上，我們建立了現代的藥物監管制度。

以下，是十九世紀以來我們遭遇過的幾次重大藥物安全事件。

⋆ ⋆ ⋆

說起海洛因，幾乎無人不知無人不曉。這種赫赫有名的毒品，被稱為白色魔鬼，令所有人聞之色變。但是，你可能想不到，最早將這個魔鬼帶到人間的，是現在的製藥業巨頭德國拜耳公司，而海洛因初到人間時，曾得到無比的推崇，甚至被用來治療毒癮。

說起海洛因就得先說罌粟。罌粟現在已經聲名狼藉，被視為惡魔之花。但罌粟其實挺無辜的，在人類幾千年的歷史上，罌粟大部分時間都是以正面形象出現的。罌粟在一千五百年前傳入中國後大部分時間裡都是作為藥用和觀賞植物，有時候也作為美食和滋補品。從罌粟果實提取的鴉片，最初也是以口服方式作為鎮痛劑使用，不僅不是公害，反而是一種極佳的藥材。遺憾的是，十七世紀，人類發明了吸食鴉片的方法，鴉片才一夜之間成了臭名昭著的毒品。

嗎啡是從鴉片中提取出來的，一八〇三～〇五年間，德國科學家賽特內爾（Friedrich Sertürner）從鴉片中提取出了嗎啡。由於它那夢幻般的鎮痛效果，科學家以希臘神話中夢境與睡眠之神摩耳甫斯（Morpheus）的名字，將它命名為「嗎啡」（Morphine）。

嗎啡由於其強大的鎮痛作用，在醫學領域獲得廣泛應用，令人哭笑不得的是，嗎啡當時的用途之一是用於治療鴉片的毒癮。這種戒毒方法無疑是剛出狼窩又入虎穴，因為嗎啡的成癮性要比鴉片大得多，而戒斷卻難得多。

嗎啡來自鴉片，而海洛因來自嗎啡。一八七四年，英國化學家在嗎啡中加入冰醋酸，合成了一種白色結晶粉末，這白色結晶的學名叫二乙醯嗎啡，研究者未予重視，沒有進一步研究。一八九七年，德國拜耳公司一位叫菲力克斯．霍夫曼（Felix Hoffmann）的藥劑師再次合成了二乙醯嗎啡，它超強的鎮咳和鎮痛作用令公司喜出望外，被拜耳公司隆重推出，並起了一個超級高大上的名字「海洛因」，也就是「英雄」的意思。

海洛因最初只是被當成一種最安全、高效的止咳藥來使用，但很快適用範圍被擴大到疼痛、抑鬱、支氣管炎、哮喘等各種疾病乃至精神病領域，成了不折不扣的萬靈神藥。從患者到健康人，從嬰兒到成年人和老人，都變成了海洛因的消費族群。而海洛因的用途之一，就是治療嗎啡毒癮。海洛因被銷往二十多個國家，為拜耳公司賺取了巨額利潤。

海洛因的成癮性並沒有受到重視，而且現實中也沒有出現大規模的海洛因使用者成癮現象。這主要因為當時海洛因用藥方法是口服，藥物需要經過較長時間才能到達大腦產生作用，同時用量也比後來的癮君子低得多。

而當海洛因在全世界廣泛流行以後，能引起嚴重海洛因成癮的吸食和注射方法出現了。就這樣，拜耳公司將一個惡魔釋放到人間，導演了一場延續至今的滔天巨禍和無數的人間慘劇。

海洛因的發明者霍夫曼對拜耳公司有巨大的貢獻，除了海洛因，他還發明了大名鼎鼎的阿斯匹靈。一九四六年，霍夫曼孤獨地死去，拜耳公司甚至沒有給他發一個訃告。

這麼做的原因，所有人都心知肚明，但資本家的冷血，還是令人為之黯然一嘆。

★★★

海洛因問世五十六年後，又一起藥物導致的滔天巨禍發生了，這次的藥物名字叫沙利度胺（Thalidomide），它還有個好聽的名字，叫反應停。釋放出海洛因惡魔的是拜耳公司，而沙利度胺事件涉及的企業同樣大名鼎鼎。

一九五三年，一家叫Ciba的藥廠（醫藥巨頭瑞士諾華的前身）在開發抗生素時合成了一種叫沙利度胺的藥物。實驗表明這種藥物沒有什麼抗菌效果，失望的Ciba公司於是放棄了對這種藥物的進一步研究。然而，沙利度胺命不該絕，一家叫格蘭泰的聯邦德國公司（格蘭泰集團前身）對它進行了進一步的研究，發現這種藥物雖然沒有抗菌效果，但卻有鎮靜催眠作用，尤其令人振奮的是，這種藥物能明顯抑制孕婦的妊娠反應（嘔吐）——這也是「反應停」這一名稱的由來。

一九五七年十月，沙利度胺被投放市場，此後很快風靡歐洲、非洲、拉美、澳大利亞及日本，被稱為「沒有任何副作用的抗妊娠反應藥物」、「孕婦的理想選擇」。

站在當時的角度看，認為沙利度胺「沒有任何副作用」並非完全是藥廠的信口開河。沙利度胺的有效劑量為一〇〇毫克，而普通人服用十四克，也就是一百四十倍於治療劑量的藥物，依然沒有問題。此外，科學家們也做了動物實驗，沒有發現它能導致胎兒畸形，對孕婦的觀察也未發現任何不良反應。

一切似乎很完美，一九六〇年，在全球已經賺得盆滿缽滿的格蘭泰公司和沙利度胺的北美總代理理查森．梅里爾公司興沖沖地向美國FDA提交了上市申請。然而，他們惱火地發現他們碰到了一個不通情理的審查員：弗朗西絲．凱爾西（Frances Kelsey）。凱爾西懷疑該藥物有可能對孕婦有不良影響並影響胎兒發育。儘管藥廠提供資料證明他們已經在動物和孕婦身上做了研究，但凱爾西認為證據不足，要求對方補充臨床實驗資料。

恨透了凱爾西的代理商展開了強大的遊說攻勢，他們透過合法的方式在全美找了一二〇〇名醫生，分發了二五〇萬片反應停，服用者超過兩萬人，造成很大的聲勢。但凱爾西不為所動。

正在雙方拉鋸的時候，一個青天霹靂震驚了全球：沙利度胺被發現可導致胎兒嚴重畸形。這些嬰兒有的是四肢畸形，有的是顎裂，有的是盲兒或聾兒，還有的是內臟畸形。而其中最典型最常見的，是「海豹肢症」，嬰兒四肢發育不全，短小如同海豹。

一九六一年十一月底，格蘭泰公司不得不將反應停從聯邦德國市場上召回，此後全球停止銷售。一九六二年，聯邦德國組成調查委員會對事件進行調查，委員會透過臨床與藥物流行病學系統分析與研究最終證實：嬰兒肢體短小畸形是由於孕婦服用沙利度胺所致。

全球禁用沙利度胺九個月後，短肢畸胎的流行得以中止。然而，大禍已經鑄成。據估計，僅聯邦德國，沙利度胺就造成大約一萬名畸形兒，其中約五千名嬰兒存活。全球存活畸形嬰兒數量約一萬名，其中約四千名在一歲前夭折。

那麼，為什麼沙利度胺在之前的研究中顯示非常安全呢？現在我們已經清楚，沙利度胺不會對大鼠胎兒致畸，因為大鼠缺乏人類的一種酶，無法將沙利度胺轉化為有毒物質。而且沙利度胺致畸形的時間窗口非常短，僅在停經後三四～五〇天服用該藥才導致胎兒畸形。而格蘭泰公司在孕婦身上做觀察時選擇的對象，恰恰不是在這個時間段服用藥物。

上帝就這樣給人類開了一個令人欲哭無淚的玩笑。

反應停，也就是沙利度胺事件，累及全球五十餘個國家和地區，而美國倖免於難，僅有十七名海豹兒誕生。以美國的人口數量和消費能力，如果沙利度胺在美國上市，這場災難的規模簡直無法想像。

弗朗西絲．凱爾西一夜成名。一九六二年八月，為表彰凱爾西的貢獻，約翰．甘迺迪總統授予她傑出聯邦公民總統獎。後來，一顆小行星以她的名字命名為：6260

Kelsey。

一九六二年十月，美國國會一致通過了柯弗瓦·哈里斯修正案。該法案強化了ＦＤＡ的權威和職能，取消了藥物向ＦＤＡ申請後六十天內未獲批准即可自行上市的規定；明確規定新藥上市的必須程序；要求藥物上市前必須向ＦＤＡ提交臨床實驗證實的療效和安全性雙重資訊；要求藥物公司必須保留所有的藥物不良反應紀錄；授權ＦＤＡ將已經上市但被認為缺乏安全性或者有效性的藥物予以取締。

柯弗瓦·哈里斯修正案的通過成為藥物監管史上最重要的一頁，而美國ＦＤＡ也成為全球最權威的食品和藥物監管機構。

✶ ✶ ✶

柯弗瓦·哈里斯修正案通過四十年後，在地球的另一端，一名叫朱玉的新華社記者以一篇震驚全中國的報導，揭開了另一起重大藥物安全事件——「龍膽瀉肝丸事件」的大幕。

龍膽瀉肝丸，是一個有著三百多年悠久歷史的古方。按照中醫的說法，龍膽瀉肝丸「清肝膽，利濕熱。用於肝膽濕熱，頭暈目赤，耳鳴耳聾，脅痛口苦，尿赤，濕熱帶下」。

龍膽瀉肝丸的配方中，有一味藥物，叫木通。按照中醫的說法：木通歸心、小腸、膀胱經，有利尿通淋，清心除煩，通經下乳的功效。

早年配方中所用的木通，主要指木通科的白木通或毛茛科的川木通。二十世紀三〇年代，東北出產的關木通進入關內，由於關木通價格低廉，逐漸占領了全國市場。八〇年代，龍膽瀉肝丸配方中的木通都成了關木通，並被寫入藥典。

與白木通和川木通相比，關木通中含有一種特殊的成分，叫馬兜鈴酸。

馬兜鈴酸，是赫赫有名的腎臟殺手，它創造了一個醫學名詞「中草藥腎病」。它引起的腎臟損傷無法恢復，敏感患者極小劑量就可導致腎功能衰竭。大劑量馬兜鈴酸直接引起急性腎小管上皮細胞壞死腎衰竭，而低劑量攝入也會引起腎臟不可逆損傷。它的損傷是DNA級別的，它會在腎內形成馬兜鈴內醯胺，進而形成DNA合成物質，這種合成物質性質穩定、難以降解，會在腎內長期存在，持續損害病人腎小管導致腎功能損傷並誘發癌變。

自一九九一年發現馬兜鈴酸中草藥引起腎衰竭後，比利時、英、法、日、美等國陸續禁止含馬兜鈴酸的中草藥。二〇〇〇年，WHO甚至專門發出了馬兜鈴酸草藥致腎病的警告。至二〇〇四年，全世界除中國大陸外，包括香港和台灣均已全面禁用含馬兜鈴酸的中藥材。

然而，在中藥材的故鄉，由於種種原因，並沒有及時採取措施。龍膽瀉肝丸被作為一種非處方藥物在藥店出售，而患者購買的主要原因是「去火」。

一九九八年起，中國陸續出現大量馬兜鈴酸腎病患者。國內醫學界專家多次向衛生部門反映龍膽瀉肝丸導致尿毒症的問題，並不斷呼籲健全中藥的檢驗手段。

二〇〇一年，SFDA（中國國家食品藥品監督管理局）多次討論馬兜鈴酸問題，內部通報，未向公眾通報。

二〇〇三年二月，新華社朱玉發表尿毒症病人調查通訊，龍膽瀉肝丸事件大白於天下，舉國矚目，輿論譁然。迫於輿論壓力，SFDA將龍膽瀉肝丸轉處方藥，稱「要引導廣大群眾正確對待藥品不良反應」。

二〇〇三年四月，SFDA終於發出通告禁用關木通，由木通（木通科川木通或白木通）替換關木通。原流通含關木通的龍膽瀉肝丸不召回，按處方藥管理，建議患者定期複查腎功能。

二〇〇四年八月五日，SFDA取消另外兩種含馬兜鈴酸的中藥廣防已、青木香藥用標準；另有四種含馬兜鈴酸的藥物馬兜鈴、尋骨風、天仙藤和朱砂蓮的中藥加強管理，含四種藥物的中藥製劑按處方藥管理，三十六種含馬兜鈴酸的中成藥方標注「含馬兜鈴酸，可引起腎臟損害」後放行。

禁用關木通的努力遭到了中醫界的強烈反對。二〇〇三年四月，關木通禁用前夜，由中國中藥協會、中國醫藥保健品進出口商會主辦的「第四屆中醫藥戰略地位研討會」在北京召開，對二月份媒體爆炒的龍膽瀉肝丸事件進行回應。各中藥專家慷慨陳述中藥的光榮歷史與文化傳承，並指出：「中西藥分屬兩類不同體系，不能用西醫標準要求中醫」。與會專家一致認為：無論是關木通還是含馬兜鈴酸的其他中藥，如果按照中醫藥理論使用，就是良藥；不按中醫藥理論使用，就很可能成為毒藥。

而在關木通終於被禁用後，中醫又華麗轉身，由拚命地為關木通辯護，轉為竭力撇清自己和關木通的關係。他們聲稱：古方裡面用的是木通，不是關木通，中醫是沒有錯的，錯的是我們擅改了中醫的古方。實際上，中醫古籍中根本沒有現代植物的分類方法，關木通、川木通、白木通各種稱謂亂成一團，如果沒有現代科學的干預，恐怕中醫界至今也說不清關木通和其他木通的區別。

根據媒體說法，因為龍膽瀉肝丸致病的患者約有十萬，鑒於該病的診斷困難和漫長的潛伏期，實際數字可能要高很多。

龍膽瀉肝丸的毒性，醫學界早已經發覺並多次提醒主管部門。然而，在長達幾年的時間內，無論是監管部門還是藥品生產企業，都沒有主動向患者發出任何警示，更沒有採取禁用和召回等措施，患者也未得到任何賠償。而四十多年前，藥物安全事件推動藥品監管制度革命性進步的一幕，也沒有在中國上演。

龍膽瀉肝丸涉及一家著名的中藥企業（編按：即同仁堂）有一句著名的古訓，在藥物監管尤其中醫藥的監管問題上，也許我們很多人都應該認真地讀一讀祖先的這句話：

修合無人見，存心有天知！

12

糖尿病：儉約基因與胰島素

一八八九年，兩位德國生理學家意外發現，被切除了胰腺的實驗狗，排出的尿竟然吸引了大量的蒼蠅，檢測發現，在這些尿液中含有葡萄糖。基於這個實驗性糖尿病模型基礎，他們把胰腺鎖定為導致糖尿病的一級嫌疑犯。

一九二一年，人類糖尿病治療史上里程碑式的突破在加拿大出現了：班廷和貝斯特從動物胰臟中提取出了胰島素。人類終於第一次擁有了可以戰勝糖尿病的強大武器。

說起來，糖尿病很像是人類演化史上的一個黑色幽默。糖尿病總和肥胖聯繫在一起，而一說起肥胖，很多人會不由自主地想起一項體育運動，是的，你猜對了，叫相撲。

二十世紀末，日本有個很牛的相撲運動員叫武藏丸光洋，他獲得了相撲最高的橫綱稱號。武藏丸光洋本是美國夏威夷人，原名菲亞麻爾．佩尼塔尼，他加入相撲界時，體重「只有」一四七公斤。武藏丸的家鄉是一個叫薩摩亞的小島，島上近三分之二薩摩亞人是臨床肥胖患者，而這個小島也是全世界糖尿病發病率最高的地區之一：男性占二五%，女性占一五%。

關於糖尿病，在一本叫《潘朵拉的種子：人類文明進步的代價》的書中提到一個理論，叫「儉約基因」（thrifty-gene）。在人類處於狩獵採集時期時，糖尿病肯定是極其罕見的，因為那時候人類面臨的問題是食物和熱量的嚴重匱乏，在這種情況下，只有那些最能充分利用能量、身體熱量消耗低的人，或者說擁有儉約型基因的人，才容易在生存競爭中勝出並將自己的基因繁衍下來。到了農耕社會，雖然食物供應已經有了改善，而且食物裡面碳水化合物的比例明顯增加，但是由於繁重的勞動，使得肥胖仍然不是問題，儉約基因的擁有者依然在生存競爭中占有明顯優勢。

然而，工業化時代以後，人類幾乎在一夜之間告別了食物匱乏，進入了食物極大豐富的時代。但是，這個轉折發生得實在太快，短短百年的時間，演化之神尚未來得及關閉人類的儉約基因，也未能清除刻在基因中對高熱量、高蛋白、高脂肪飲食的偏愛和追求——這在物質匱乏時代對生存有極其重大的意義。於是，「儉約」的身體和基因，面對豐富的食物和熱量，出現了嚴重的不適應。本來應該極其罕見的肥胖症和糖尿病，就這樣成了現代社會的痼疾和人類演化過程中的黑色幽默。

武藏丸光洋的祖先，最早的薩摩亞人，是三千年前由東南亞前往太平洋島嶼定居的，這種超長距離的艱苦遷徙過程中，那些身體熱量消耗低的人毫無疑問有更強的天擇優勢，那些擁有最強的儉約基因的人，到達了終點並將這種基因留給自己的後代。在現代文明社會，這種儉約基因製造了武藏丸光洋這樣的相撲橫綱，也使得薩摩亞成為糖尿病的重災區。

人類認識糖尿病已經有幾千年，但是，發現糖尿病和胰腺的關係，卻只是近一百年的事情。

一八八九年，兩位德國生理學家意外發現，被切除了胰腺的實驗狗，排出的尿竟然吸引了大量的蒼蠅，檢測發現，在這些尿液中含有葡萄糖。基於這個實驗性糖尿病模型基礎，他們把胰腺鎖定為導致糖尿病的一級嫌疑犯。

一九二一年，一名叫弗雷德里克·格蘭特·班廷（Frederick Grant Banting）的加拿大醫生來到多倫多大學，想嘗試從動物胰腺中提取能夠控制血糖的物質。經過一番周折，他說服了生理學教授約翰·麥克勞德（John Macleod），答應給他幾間實驗室，並委派給他一位助手，名叫查爾思·貝斯特（Charles Best）。然後，麥克勞德就去度假了。

僅僅幾個月後，人類糖尿病治療史上里程碑式的突破在加拿大出現了：班廷和貝斯特從動物胰臟中提取出了胰島素。

實驗取得成功後，實驗室負責人麥克勞德動員另外一位生化學家加入研究，很快解決了胰島素提取純度的問題。人類終於第一次擁有了可以戰勝糖尿病的強大武器。

一九二二年一月十一日，一個叫蘭納德·湯姆森的十四歲小男孩第一個接受了胰島素注射，當時他的預期壽命僅有幾個星期。實驗成功了，孩子的血糖恢復正常，尿糖及尿酮體消失。這個原本只有幾個星期壽命的孩子後來活到了二十七歲，死於一場車禍導致的支氣管肺炎。

與湯姆森一樣幸運的還有一個叫伊莉莎白的女孩，伊莉莎白的家庭非常富裕，她父親是後來成為美國國務卿和大法官的查理斯·休斯（Charles Hughes）。然而，含著金湯匙出生的伊莉莎白，在一九一九年被查出患有糖尿病。那一年，伊莉莎白只有十二歲。

在當時，這種兒童糖尿病診斷後的生存期一般不超過一年，醫生對這種疾病唯一有效的手段，是殘酷至極的飢餓療法：嚴格限制患者的營養攝入，以糖尿病患者嚴重營養不良骨瘦如柴為代價，延長數年的生命。伊莉莎白的父母選擇讓女兒接受這種殘酷的療法，並期待奇蹟的出現。

到一九二二年，十五歲的伊莉莎白已經奄奄一息。苦苦堅持了三年的父母終於絕望了，他們把她接回家中，準備陪伴她度過最後的日子。

就在這時，班廷發現胰島素的消息傳到了他們耳中。

一九二二年八月，伊莉莎白接受了胰島素注射，此時，十五歲的她體重只有二十公斤，預計壽命只有幾個星期。接受注射五週後，伊莉莎白的體重增加了五公斤。她活到了七十五歲，期間結婚並生育三個子女，最後死於心臟病。

一唱雄雞天下白，天若有情天亦老。醫學的每一次進步，都奪天地之造化，改生死之定數。

二〇一三年，全球糖尿病患者數量高達三．八二億人。隨著經濟的發展和生活水準的改善，中國糖尿病患者數量呈爆發式增長，至二〇一三年，中國糖尿病患者數量約一億人。而胰島素，目前為止依然是糖尿病治療中最重要的藥物。班廷的這項劃時代發現，不知挽救了多少患者的生命。

一九二三年，弗雷德里克．格蘭特．班廷因為發現胰島素而獲得諾貝爾生理醫學獎。遺憾的是，他的助手查爾思．貝斯特未能獲獎，與他一起獲獎的是約翰．麥克勞德。麥克勞德並未參加任何有關胰島素的實驗，他在實驗報告署名只是因為他是實驗機構的負責人。班廷把一半的獎金分給了自己的助手貝斯特，但與諾貝爾獎失之交臂成了後者終生的遺憾。

為紀念班廷爵士的巨大貢獻，世界衛生組織和國際糖尿病聯盟將班廷爵士的生日——十一月十四日定為「世界糖尿病日」。

胰島素由胰島β細胞分泌，是目前發現的唯一能降低血糖的內分泌物質，也是糖尿病治療中最重要的藥物。

早期的胰島素，是從豬和牛等動物身上提取的，豬和牛的胰島素與人的胰島素在結構上有細微的差異，所以容易產生抗體影響療效。後來，拜基因改造技術所賜（是的，你沒看錯，基因改造），科學家將人類合成胰島素的基因導入微生物中，獲得了與人體胰島素完全相同的高純度人胰島素。同時，科學家們透過對人胰島素進行加工，獲得了比普通胰島素效果更持久的中效和長效胰島素。

現在，市場已經為糖尿病患者提供筆狀的注射器，可以自行注射，胰島素就儲存在注射筆的筆芯中，保存方便，使用簡單。每個筆芯含三百單位胰島素，價格僅人民幣五十元左右，可供普通糖尿病患者使用大概一週，治療成本非常低廉。

更先進的胰島素泵，可以模擬正常胰腺的功能，將需要的胰島素持續不斷地注射到患者皮下，保持全天血糖穩定。

關於胰島素的使用，很多糖尿病患者存在幾個迷思：

第一個迷思是：注射外源性胰島素會「廢掉」自身的胰腺，形成對外源性胰島素的「依賴」。因此胰島素能不用就不用，能少用就少用，能晚用就晚用。

臨床上糖尿病一般分成兩種類型，一型糖尿病主要是胰島素分泌不足，而二型糖尿病患者早期胰島素分泌能力並沒有下降甚至還高於正常，但人體組織細胞對胰島素的敏感性下降，導致胰島素不能正常發揮作用，這種現象稱為胰島素阻抗。

打個比方，一型糖尿病相當於敵人數量沒變，我們的軍隊數量不足了；而二型糖尿病相當於我方軍隊沒事，但是敵人數量增加了。

對於一型糖尿病患者，要儘早使用胰島素；而對於二型糖尿病患者，在口服藥物和飲食控制效果不佳的情況下，也要儘早使用胰島素。長期的糖尿病導致胰島細胞超負荷工作，損害胰島細胞的功能，形成惡性循環，而及時補充外源性胰島素不僅不會損傷自身胰島細胞功能，還可以使自身胰島細胞得以休養。

無論是自己軍隊太少，還是敵人數量增加，及時補充援軍肯定能保證自己現有的軍隊不再快速減員，是不是？

第二個迷思是：血糖高點就高點吧，沒啥大不了的。

糖尿病是一種慢性疾病，高血糖對人體的損傷是日積月累逐漸形成的。糖尿病如果早期不積極治療，在短期內可能確實不會出現什麼大問題，但這些損傷逐漸累積起來，最終會在幾年或十幾年後導致嚴重問題。

它會損害你的腎臟，導致你腎功能衰竭；它會損害你的眼睛，導致你視力嚴重受損甚至失明；它會損害你的神經系統，導致你肢體感覺下降；它會損害你的末梢循環，導致你肢體出現難以治癒的潰爛和壞死。

糖尿病患者只要積極治療，穩定控制血糖，就可以長期正常生活。而一旦糖尿病的各種併發症出現，會嚴重損害患者的健康和生活品質。

所以，對於糖尿病，一定不要掉以輕心，你每一天的拖延，都會增加機體的損傷。

第三個迷思是：糖尿病，西醫治標不治本，中醫可以「除根」。

實話實說，現代醫學目前確實難以一勞永逸地根除糖尿病，而且短時間內也看不到這種希望。但是，現代醫學已經提供了可靠簡便而廉價的治療手段，只要患者堅持正規治療，也可以長期保持身體健康和高品質生活。

對於中醫，我把一句話放在這裡：所有宣稱能「根治」糖尿病的中醫，全部是騙人的，無一例外。

重複一遍：無一例外！

13

吳佩孚之死
與魯特維氏咽峽炎

吳佩孚死亡的根本原因，應該是一種極其嚴重的牙科併發症：魯特維氏咽峽炎，多由口腔或牙根感染引起，以拔牙後多見。

患者會出現嚴重的全身感染症狀和膿毒症表現，包括寒戰、發熱、白血球數升高或者下降。膿毒症發展到最後，會出現休克、昏迷、呼吸衰竭等表現，最終並導致患者多臟器衰竭死亡。和吳佩孚當時的情況對比一下，是不是非常符合？

一九三九年，中國死了兩個很有名的人：一九三九年十二月四日，前北洋軍閥巨頭吳佩孚因牙病死於當時已經被日本人占領的北平；此前不久，一九三九年十一月十二日，一個叫白求恩[2]的加拿大醫生，因為手術中劃破手指，傷口感染導致敗血症，死於抗戰前線。

死於淪陷區而且拿著偽政府補貼的吳佩孚，卻得到了死在抗戰前線的白求恩望塵莫及的哀榮。吳佩孚的葬禮據說是中華民國成立以後最隆重的一次。裝殮吳佩孚屍體的棺材，是金絲楠木做成的，號稱北方第一棺。北平的日本占領軍和漢奸政權重重祭奠了這位大人物，日軍侵華最高司令官也參加了公祭儀式，華北日占區的各省市三日之內均下半旗致哀。

而遠在重慶的國民政府，亦對其深表哀悼，不僅追贈吳佩孚為一級上將，還為吳佩孚舉辦了盛大的追悼大會。中共元老董必武也發表談話對吳佩孚大加讚揚。陪都的報紙上，更譽吳為「中國軍人的典範」。同時，關於吳佩孚被日本人謀殺的說法，也開始被大肆渲染。

按照國民政府的說法，吳佩孚雖然身陷敵後，但堅貞不屈，堅決不被日本人利用，最後日本人招安不成，起了殺心——趁吳佩孚患牙病之機，派日本醫生將吳佩孚殺死。謀殺說無疑最符合國民政府的政治需要。在全民抗戰的形勢下，一個堅決不被日本人收買，堅決不做漢奸，寧死不屈，最後以死報國的大英雄大豪傑，無疑對激勵國民的鬥志有巨大的作用。吳佩孚是不是被日本人殺的不重要，重要的是，為了激勵國人，國民政府需要他是被日本人殺的，所以最後他就只能是被日本人殺的。

實際上，仔細推敲一下的話，這種「謀殺說」其實站不住腳。

首先日本人沒有殺他的必要。

面對日本人的誘降，吳佩孚保持大節算是沒錯的，但如果說他有多堅貞，那卻也未必。與吳佩孚同樣出身北洋且身為北洋三傑之一的段祺瑞，面對居心叵測的日偽當局，毅然選擇了從天津南下，脫離日本人控制，投奔國民政府，受到了蔣介石的厚待。而吳佩孚卻始終在日占區待著沒動。

吳佩孚當時的表現是很矛盾的。一方面，他質問張學良為什麼不抵抗，也通電反對偽滿洲國；但另一方面，他明知道自己是日偽拉攏的對象，卻依然留在北京不走，他的舊部齊燮元出任偽京津衛戍司令，他也沒斷了交往。偽政權聘他為顧問，每月送車馬費

---

2 亨利・諾曼・白求恩（Henry Norman Bethune）：加拿大籍醫師，曾以國際志願軍身分參與過西班牙內戰，發明運輸血液的方法。一九三七年，他來到中國參與抗日戰爭中的戰地醫療工作，並與中國共產黨關係友好。

四千元，他也不聲不響地收下了。

說白了，吳佩孚是讀書人，年紀也大了，實在拉不下臉來做漢奸是真的。但是他的氣節，卻遠沒有國民政府吹噓的那麼堅定。他不願壞了名聲，同時又明哲保身，在這種情況下，日偽政權除掉他的理由並不充分。

在當時的情況下，對日本人來說，殺掉吳佩孚絕對是有害無益的。吳佩孚雖然下台，但北洋舊部眾多，殺掉吳佩孚，顯然不利於日本的拉攏工作。而且，殺掉一個毫無實權的吳佩孚給中國人製造一個堅貞不屈的民族英雄榜樣，對日本也絕非好事。

最後，即使日本人真的要殺吳佩孚，有這麼殺的嗎？如果想殺吳佩孚立威，那就不如痛痛快快公開殺；如果想殺吳佩孚除隱患，那就應該悄悄地動手盡量不著痕跡；如果想立威又不便公開幹，那暗殺於街頭就是了。找個醫生跑到人家裡，在家人全在場的情況下一刀捅死，這不是存心把屎盆子往自己腦門上扣嗎？日本人哪有這麼傻！

那麼，吳佩孚的死因到底是什麼呢？關於吳佩孚死前的病情記載有很多，其中有頗多矛盾之處。比較可靠的，應該是吳佩孚幕僚汪崇屏先生的採訪紀錄——《汪崇屏先生訪問紀錄》，還有吳佩孚後人吳運乾和吳運坤寫的《先祖父吳佩孚的生前身後事》。拋開紀錄中的個人傾向，我們盡量客觀地將吳佩孚的病史還原一下。

一九三九年十一月二十四日，吳佩孚吃羊肉水餃時，一塊碎骨渣或者沙粒之類的東西不巧嵌入左邊一顆鑲有金牙套的槽牙的牙縫裡，家人請了一個日本牙醫到家裡診治，醫生替吳佩孚拔出了這顆壞牙。既然鑲著牙套，想來這顆牙早已壞得夠嗆，有嚴重的齲病。這次難以忍受的疼痛，應該是異物刺激引起的急性牙髓炎或者牙周的感染。

不幸的是，拔除這顆牙並沒有緩解吳佩孚的病痛，相反，拔牙後出現了嚴重的感染，吳佩孚左顎腫疼，粥水難嚥，「腮部腫脹，繼而高燒昏迷」。

在這段時間裡，吳佩孚和家人病急亂投醫，先後請了三名中醫治療，效果不佳。吳佩孚一會兒渾身發冷，一會兒發熱。後來又趕忙將德國醫院的德籍醫生史蒂福斯請來，德國醫生檢查後，發現吳佩孚白血球太少，建議輸血和手術，但由於吳佩孚反對，最終也沒有開刀輸血。到十二月三日，吳佩孚覺得自己要不行了，開始囑託後事。

十二月四日早晨，德國西醫再次建議入院開刀，吳佩孚依然堅決不肯去，他的家人開始準備後事。這時候，那個倒楣的日本醫生來了，而且是吳佩孚的舊部齊燮元陪著來的。

吳佩孚不讓德國醫生治，自然也堅決拒絕日本醫生治療。最後在齊燮元的一再堅持下，同意讓日本軍醫試一試，這位日本軍醫也同意試一試。據吳佩孚後人記載，當時情況是這樣子的：「當時是由我父親扶護頭部，母親也在側，川本、齊燮元現場監督。日醫用手術刀在浮腫的右腮下氣管與靜脈的部位一刀割下，血流如注，先祖父頓時氣絕。」大家注意，日本醫生的手術切口並非在口腔內進行，而是在腮部下方，這個手術切口的位置對於我們的病情分析非常重要。

實際上，吳佩孚死亡的根本原因，應該是一種極其嚴重的牙科併發症：魯特維氏咽峽炎（Ludwig's angina）。

魯特維氏咽峽炎，也稱膿性頜下炎、口腔底部軟組織感染，又稱口腔底部蜂窩組織炎，多由口腔或牙根感染引起，以拔牙後多見。病原菌除咽部常見的溶血性鏈球菌外，多為厭氧菌，是口腔內感染在口腔底部蜂窩組織內蔓延擴散的結果。

由於感染在口底間隙的蔓延和擴散，患者首先會出現頜周（腮部）自發性劇痛，灼熱感，皮膚表面粗糙而紅腫堅硬。病變初期，腫脹多在一側，如炎症繼續發展，會擴散至頜周整個口腔底部軟組織。患者語言不清，吞嚥困難，不能正常進食。如腫脹向舌根、會厭或頸前發展，則可阻塞呼吸道，出現呼吸困難，並有發生窒息的危險。

在出現嚴重的局部感染症狀的同時，由於大量的毒素和細菌入血，患者會出現嚴重的全身感染症狀和敗血症表現，包括寒戰、發熱、白血球數升高或者下降。敗血症發展到最後，會出現休克、昏迷、呼吸衰竭等表現，並最終導致患者多臟器衰竭死亡。

我們瞭解了魯特維氏咽峽炎的表現，再和吳佩孚當時的情況對比一下，是不是非常符合？

在當時沒有抗生素的情況下，德國醫生提出的治療方案是科學合理的。一方面輸血糾正患者全身情況，一方面手術處理感染病灶。感染病灶的處理方法是切開膿腫進行引流，讓膿液流出，減輕組織內壓力，避免感染進一步擴散和細菌、毒素繼續不斷地進入血液。魯特維氏咽峽炎的引流手術一般是在下頜骨下緣做橫行切口，切開頸闊肌及深筋膜，然後在兩側下頜舌骨肌間做一垂直切口，向上分離進入舌下隙，做擴腔引流。從吳佩孚後人描述的那個日本軍醫的切口位置看，對方正是要做這種引流手術。事實上，如果吳佩孚聽從德國醫生的話及時處理，他還是有生還機會的。可惜吳佩孚一再自誤，最終斷送了自己的性命。

至於那位倒楣的日本軍醫，說實話，他當時敢給吳佩孚做切開引流手術，膽子實在不是一般的大。從治療角度，他選擇給吳佩孚做手術並沒有錯，雖然已經錯過了最佳時機，患者身體狀況已經很差，但畢竟還有一線機會可以爭取，強過等死。

但是從風險角度，這個手術幾乎把醫生最忌諱的事情都占全了。

首先是手術風險非常大。手術雖然是救命的，但手術是有創治療，本身就是一種損傷。敗血症的病情進展是非常快的，會短時間內對包括心肺在內的多個臟器造成嚴重損傷。吳佩孚已經六十六歲，本身就年老體弱，再加上疾病的折磨，手術耐受能力極差，手術刺激很容易引起患者出現意外甚至導致患者死亡。即使手術中能挺過來，在當時沒有抗生素的條件下，吳佩孚能否最終活下來依然是未知數。

其次是患者及家屬都反對手術。這種風險極大的手術，如果家屬和患者不強烈要求或者至少表示支援，幾乎是沒有醫生敢做的，否則一旦患者死亡，那就等著家屬來鬧醫療糾紛吧。

最後，吳佩孚名氣太大。如果搞砸了，全世界都知道是你幹的，跳進黃河都洗不清，事實上最後也確實沒洗清。吳佩孚死後，這個醫生差點沒被吳家人當場拿槍打死，而且背了個害死吳佩孚的名聲直到現在。

果不其然，這個腦袋一根筋、毫無醫療糾紛防範意識的日本醫生一刀下去，吳佩孚就不行了。

為什麼吳佩孚會術中死亡呢？魯特維氏咽峽炎的感染發展到一定程度，會有咽喉部腫脹和呼吸道阻塞。在這種情況下，手術的牽拉擠壓以及手術對迷走神經的刺激，有可能導致嚴重的咽喉部和氣管痙攣，引起患者出現嚴重窒息，而窒息一旦發生，在沒有搶救設備和措施的情況下，患者短時間內就會死亡。

同時，身為高齡患者，吳佩孚心臟功能本來就差，敗血症也會對心臟造成嚴重損害。在局部炎症嚴重的情況下，麻醉藥物效果有限，手術中的疼痛刺激可引起患者突發心臟病死亡。而手術對迷走神經的刺激，也可誘發心搏驟停，導致患者死亡。

吳佩孚死前三周，偉大的國際主義戰士白求恩去世。他一九三九年十月下旬在淶源縣摩天嶺戰鬥中搶救傷患時左手中指被手術刀割破，後給一個傷患做手術時受到感染，導致傷勢惡化，轉為敗血症，於十一月十二日凌晨在河北省唐縣黃石口村逝世。

一個牙齒，斷送了一代梟雄；一根手指，斷送了一代名醫。

吳佩孚死前十一年（一九二八年），英國微生物學家弗萊明（Alexander Fleming）發現了青黴素（盤尼西林）。

吳佩孚死的那年（一九三九年），弗萊明將菌種提供給準備系統研究青黴素的英國病理學家弗洛里（Howard Walter Florey）和生物化學家柴恩（Ernst Boris Chain）。

吳佩孚死後二年（一九四一年），青黴素對鏈球菌、白喉桿菌等多種細菌感染的療效獲得臨床證實。

吳佩孚死後三年（一九四二年），青黴素開始大批量生產。

吳佩孚死後六年（一九四五年），弗萊明、弗洛里和柴恩因「發現青黴素及其臨床效用」而共同榮獲了諾貝爾生理醫學獎。

現代醫學的新紀元，開始了。

14

張學良的毒癮與中華民族的十四年苦難

回過頭來看九一八這段歷史，有一個令人百思不得其解的問題：為什麼張學良會不抵抗？到底是什麼原因，導致張學良做出了這樣一個愚不可及遺臭萬年千夫所指的不抵抗決定呢？他被鬼附身了嗎？

是的，張學良當時確實被鬼附身了，這個掏空了張學良的意志精神和男兒血性，令其變成一具行屍走肉，在國難當頭時無視國恨家仇，無視軍人榮譽，無視千夫所指，無視千秋史冊不願抵抗的魔鬼，叫毒品。

一九三一年九月十八日，這一天是中華民族永遠的恥辱日，在這一天，日本關東軍製造事端，向中國軍隊發起攻擊，這就是著名的九一八事變。令全世界目瞪口呆、令國人痛心疾首的是，張學良的東北軍竟然採取不抵抗政策，撤入關內，不到半年時間，日軍即占領東北全境。一百一十餘萬平方公里的國土淪陷，三千餘萬同胞從此開始了長達十四年的亡國奴生涯。更為嚴重的是，九一八事變得逞如此容易，大大刺激了日本政府的野心，日本國內的侵華勢力占據上風，最終導致了日本的全面侵華戰爭。中華民族苦戰十四年，承受了無窮的苦難，付出了慘痛的犧牲，才在盟軍的幫助下取得戰爭的勝利。

回過頭來看這段歷史，有一個令人百思不得其解的問題：為什麼張學良會不抵抗？

有人說，張學良不抵抗是奉了蔣介石的命令。

這根本站不住腳。首先，張學良雖然改旗易幟，名義上歸附中央，但實際上，他是一個不折不扣的軍閥。整個東北軍唯他馬首是瞻。當初中原大戰，蔣介石為了讓張學良出兵，僅開拔費就給了五百萬元，他哪可能真正指揮得動張學良。事實上，九一八事變後，蔣介石和中央政府多次命令張學良務必守住錦州，堵住東北通往華北的門戶，但張學良執意不從。全軍從錦州撤退，將錦州交給日軍，使得華北門戶洞開，埋下無窮禍患。而且，張學良晚年也公開承認，不抵抗是自己下的命令，與蔣介石無關。

還有一種說法，是張學良錯估了形勢。這也是張學良自己的解釋，他晚年接受採訪時說：我判斷日本人不會占領全中國，我沒認清他們的侵略意圖，所以盡量避免刺激日本人，不給他們擴大戰事的藉口。

這種說法同樣站不住腳，衝突發生時你沒看清日本人的意圖，那第二天呢？第三天呢？一個月後呢？兩個月後呢？日本占領北大營的時候你沒看清日本意圖，那日本占領瀋陽後呢？占領奉天後呢？為何直到十二月份，在中央政府一再要求其抵抗的情況下，依然將華北門戶錦州拱手相讓，依然不抵抗？如果到這時你還沒看清日本的野心，那未免太蠢了吧！

還有人認為，中日國力懸殊，張學良為保存實力，選擇不抵抗。

這種說法依然站不住腳。於私，皇姑屯事件，日本人暗殺張作霖，張學良與關東軍有殺父之仇；於公，作為封疆大吏，張學良守土有責。即使從最自私的角度出發，東北是奉系軍閥的老巢，是張學良的根基所在。張學良不戰而逃，不僅丟失了自己的基業，令自己實力大損，更是被舉國唾罵，成為千夫所指，最後被迫通電下野。

當時的情況確實是日本強而中國弱。但是，日本侵略中國，首先要衡量自己可能付出的代價。事實上，在是否要侵華的問題上，日本內部存在嚴重分歧。關東軍發動九一八事變，根本就是背著大本營搞的私自行動。事件發生後，大本營多次試圖阻止事態。日本當時的若槻內閣對於關東軍發動的九一八事變基本持反對態度，九月十九日，日本內閣制定了「不擴大事態」的處理方針，要求事變不得擴大。九月二十五日，日本代表在「國際聯盟」宣布了日本政府的方針：一、日本對中國沒有領土野心；二、日本的軍事行動是為了保護當地的日本居民；三、日本軍隊將立刻開始撤退。九一八事變時，張學良的東北軍與日本關東軍的數量是十六．五萬對不到二萬。關東軍沒有空軍，裝備優勢也不明顯。東北軍在關內，還有十萬軍隊可以隨時支援。如果東北軍能有所作為，遏制日軍勢頭，令其付出沉重代價，中國頂多做一些賠償，出讓一些權利甚至領土，絕不至於將百萬平方公里國土拱手送人。恰恰是中國的不抵抗，令日軍以微小到不值一提的代價輕易占領了東北，才極大地刺激了日本的野心，使得日本主張侵華的勢力徹底壓倒了主和勢力，為以後的日本全面侵華埋下了伏筆。

那麼，是張學良傻得不可救藥了嗎？

張學良雖然年輕，但絕非庸才，就在九一八事變前一年，也就是一九三〇年，同樣是九月十八日，張學良在中原大戰的關鍵時刻通電全國，出兵華北。張學良的出兵直接導致反蔣聯盟的徹底失敗。中原大戰後，張學良不僅毫髮無損，還從蔣介石那裡敲詐了巨額軍費，獲得了中華民國陸、海、空軍副司令的職位和晉、冀、察、綏四省和平、津、青島三市的地盤，以及整編後的晉軍和西北軍一部。這樣的一個人，有可能是傻子嗎？

那麼，到底是什麼原因，導致張學良做出了這樣一個愚不可及遺臭萬年千夫所指的不抵抗決定呢？他被鬼附身了嗎？

是的，張學良當時確實被鬼附身了，這個掏空了張學良的意志精神和男兒血性，令其變成一具行屍走肉，在國難當頭時無視國恨家仇，無視軍人榮譽，無視千夫所指，無視千秋史冊不願抵抗的魔鬼，叫毒品。

毒品這個話題，對中國人來說實在太沉重了。直到今天，仍然時不時傳出一些明星和公眾人物吸毒的消息。令人感到可怕的是，竟然有很多人為這種行為辯解，甚至公然要求毒品合法化。

如果要想很專業地瞭解毒品的危害，涉及的專業知識和名詞實在太多，我盡可能以通俗一點的方法來解釋一下毒品的危害。

在我們的大腦內，有兩個相互對立而又相互平衡的機制：一個是獎勵機制，一個是懲戒機制，前者令我們愉悅，而後者令我們難過。這種獎懲機制，對我們的生存至關重要，我們吃到美食的那種快感，以及餓肚子時的那種痛苦，其實是在激勵我們不斷尋找食物以生存。我們在愛情中的歡愉，以及孤單時的悲涼，其實是在激勵我們不斷尋找配偶以繁衍後代。

而毒品，改變了這種平衡，毒品直接作用於人的大腦，取代了人體的獎勵機制，令人感受到遠超於正常的快感和興奮。這種快感有多強呢？據說，初次注射海洛因產生的快感遠超過性高潮無數倍而且持續時間極長。

直接作用於大腦的毒品帶來的極度快感，輕易就破壞了人體自身的獎懲機制。然而，這種快感並不能持續，使用毒品一段時間後，大腦不僅不能再產生這種極度的快感，相反連正常的帶給人愉悅感的獎勵機制都沒了。人只有透過不斷地注射毒品並不斷增加劑量，才能勉強維持獎勵機制和懲戒機制的平衡。一旦停止注射或者減量後，大腦裡就只剩下懲戒機制了，人就會處於無窮無盡的痛苦之中，這種痛苦唯有毒品才能解脫。

當毒癮發展到這個階段，吃飯對人已經不重要了，重要的是毒品；性愛對人已經不重要了，重要的是毒品；睡覺對人已經不重要了，重要的是毒品。人世間的一切都已經不重要了，重要的只有毒品。

對一個深陷毒癮的癮君子而言，他全部的人生就只剩兩件事：尋找毒品，使用毒品。為了毒品，父母可殺，親人可騙。為了毒品，癮君子可以踐踏人間的一切道德和律法。當毒癮發作的時候，癮君子甚至用尿和汙水給自己注射毒品，只為了節省那一點點的時間，只為了讓自己早幾分鐘脫離那煉獄般的痛苦。

當時的張學良，就是這樣一個癮君子。

張學良的毒癮，染上不是一天兩天，最初是吸食鴉片，其後又改成注射嗎啡。張學良富甲天下，無須擔憂毒資問題，所以毒癮日漸加重。在一九三〇年，他雖然已經毒根深重，但在毒品不缺的情況下，尚能勉強處理事務。而到了九一八事變爆發的時候，張學良已經徹底被毒品摧毀了。

九一八事變時張學良的身體是個什麼狀態呢？

一九三二年三月，張學良下野來到上海。這時，九一八事變才過去半年，端納[3]見他時，覺得「這個人已病入膏肓，對他自己和國家來說，都毫無價值了」。

而更早時，熱河兵敗後黃紹竑在北平會晤張學良時，見他「骨瘦如柴，病容滿面，精神頹喪，大家都為這位少帥的精神體力和指揮威望擔憂」。

不久前，網上曾流傳一個當年九一八事變後張學良發表聲明譴責日本的視頻。視頻中的張學良兩眼無神、面黃肌瘦、精神委靡、中氣不足，哪有半點少帥的風姿。

---

3 威廉・亨瑞・端納（William Henry Donald），澳大利亞人，早年駐中國採訪時，率先披露袁世凱與日本簽訂「二十一條」密約而轟動一時。先後擔任過孫中山、張作霖、張學良父子和蔣介石、宋美齡夫婦的私人顧問，後來也在中國政壇上相當活躍，並在西安事變中擔任斡旋。

九一八事變爆發時，張學良正在北京協和醫院住院。我們基本可以斷定，當時的張學良已經成為一個完全被毒品控制，完全被掏空了精氣神的行屍走肉。對於這種癮君子來說，只要能獲得毒品和使用毒品，其他的一切對他來說都不重要，包括國恨、家仇、軍人的榮譽、同胞的苦難。

日本人進攻北大營，他不抵抗；

日本人占領瀋陽，他不抵抗；

日本人占領錦州，他不抵抗；

日本人占領全東北，他不抵抗；

甚至，當面臨全國聲討被迫下野時，他依然沒有抵抗。

他的精力和體力、意志和精神、尊嚴和血性，已經完全被毒品掏空了。

夜半軍書告急來，難熬毒癮正相催。國恨家仇且休顧，快將嗎啡打一回。

雪上加霜的是，自從恩師郭松齡叛變以後，張學良不相信任何人，所有事務都是自己獨斷。當他成為一具行屍走肉的時候，竟然沒有人能替他做決策。

一九三三年，旅歐之前，在宋子文和杜月笙等人的勸說下，張學良終於下決心戒毒。與他同時戒毒的，還有他的夫人于鳳至和情人趙四小姐。

很難講張學良的戒毒是自願還是被迫，在戒毒期間，張學良還曾偷偷吃藥。但在德國名醫米勒博士的幫助以及宋子文和杜月笙等人的監督下，張學良終於成功地戒除了毒癮。也很難講張學良後來有沒有偷偷復吸，但至少，歷史記載是：他戒了。

張學良的戒毒過程可謂慘烈無比，米勒醫生接管了張學良衛隊和親隨的指揮權，並趕走張學良的私人醫生。將張學良捆在床上，聽任其哭號求救而不予理睬。

戒除毒癮的張學良，很快恢復了健康，體重增加，精神健旺。先是赴歐洲旅遊，回國後再次執掌兵權，曾經瀟灑風流的少帥終於回來了。然而，歷史已經無法改變，東北的淪亡已成為既定事實。不抵抗將軍的綽號，時時刻刻折磨著張學良，收復東北，彌補罪愆，成了他孜孜以求的目標。一九三六年十二月十二日，重新迸發出東北男兒血性的張學良發動兵諫，扣留蔣介石，逼蔣抗日。最終促成第二次國共合作，全國軍民攜起手來共禦外敵。

一九四五年八月，日本戰敗投降，東北光復。相信此時幽囚中的少帥必定百感交集，淚流滿面。

張學良幾乎被囚禁了一生，冤枉嗎？我不覺得。相對於因不抵抗而丟棄百萬國土、三千萬同胞的罪愆，一生的幽囚真的不算太重。

歷史無法假設，但我們依然忍不住要問，如果張學良當時沒有那麼嚴重的毒癮，能夠妥善處置九一八事變，中華民族會經歷十四年抗戰這樣一場慘絕人寰的浩劫嗎？

甚至，如果張學良沒有那麼嚴重的毒癮，對其身體情況和精神狀態肯定瞭若指掌的石原莞爾等人，敢於狂妄地宣稱用把竹刀就能嚇退張學良，敢於發動九一八事變嗎？沒有九一八事變，沒有不抵抗，沒有如此輕易的勝利，會有以後日本的全面侵華嗎？

我不知道，但是無論如何，我們不要忘記：

一九三一年九月十八日，那一天，整個中華民族的命運，就操控在這樣一個被魔鬼奪去了靈魂的癮君子身上。

歷史就是這樣讓人欲哭無淚。

15

大明帝國的氣數與張居正的痔瘡

治療痔瘡何以造成張居正如此嚴重的健康損害呢？有人認為是醫生給張居正做了痔瘡切除手術，是手術的損傷導致的。說實話這幾乎不可能。痔瘡切除手術聽起來容易，卻也不是在沒有麻醉和止血技術的年代可以完成的。痔瘡本身就是曲張的靜脈團塊，手術出血量相當大。更重要的是，如果沒有良好的麻醉和肛周肌肉的鬆弛，患者手術時肛門會本能地繃緊，根本無法有良好的手術視野和操作空間。

要想搞清楚張居正的死因，我們先來看看當時的人是如何治療痔瘡的。

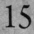

如果不算八國聯軍那次，中國和日本在歷史上，有過三次正面交鋒的戰爭。一次是明朝的抗日援朝，一次是甲午戰爭，一次是十四年的抗日戰爭。這三場戰爭中，十四年抗戰，中國靠著浴血苦戰和盟友幫助，在付出了慘痛代價後取得了名義上的勝利，屬於慘得不能再慘的慘勝。甲午戰爭，中國完敗，日本將大清帝國踩在腳下，走上了繁榮富強的道路。而明朝的抗日援朝戰爭，中國則是取得完勝，朝鮮戰爭後三百年，日本只能乖乖地龜縮一隅，不敢有西窺之心。

而朝鮮戰爭，只是萬曆朝的「萬曆三大征」之一。從一五九二年至一六〇〇年，明朝先後進行了三次大規模的軍事行動，分別為平定蒙古人哱拜叛變的寧夏之役、抗擊日本豐臣秀吉政權入侵的朝鮮之役，以及平定苗疆土司楊應龍叛變的播州之役。

打仗是最燒錢的活兒，這三次大規模軍事行動耗費了明政府一千二百萬兩白銀。三大征實際軍費由內帑和太倉庫銀足額撥發，短短八年時間，三大征全部完勝不說，三大征結束後，內帑和太倉庫仍有存銀，遠未達到傷筋動骨的地步。

此時的大明王朝，可謂兵精將強，國庫充裕。可惜，這只是大明王朝最後的餘暉。此後的大明朝就一直沿著下坡路奔下去，直到最後的滅亡。

而令大明王朝能夠煥發出最後的光輝，並差一點就令大明實現中興的人，叫張居正。三大征前十年，張居正就已經不在人世，他死後被皇帝抄家並險些開棺鞭屍，他的家人或餓死或流放，他勵精圖治推行的改革也已經付之東流。但是，三大征的精兵良將和充裕軍費，無不是他生前嘔心瀝血留下的家底。

人才分好幾種，其中最難得的一種，叫無雙國士。這種人能夠逆天改命，能夠決定王朝興衰，能夠影響歷史走向。這種人，可遇不可求。明朝的嘉靖、萬曆兩朝的皇帝，其昏聵程度令人髮指。嘉靖一心修玄，不管洪水滔天，他死後的大明朝，已經成了一個爛得不能再爛的攤子。而萬曆皇帝也不遑多讓，這個明朝享國時間最長的皇帝，隱居深宮數十年，不見朝臣，不理朝政，放出太監四處擾民搜刮。後人說：明之亡，實亡於神宗（萬曆）。

這麼兩個爛皇帝沒把大明朝搞亡，還能有三大征這樣的威風，很大程度上是因為一個人：張居正。

隆慶六年，萬曆皇帝登基，張居正代高拱為首輔。當時皇帝年幼，一切軍政大事均由張居正主持裁決。張居正在任內閣首輔十年中，實行了一系列改革措施。他採取「考成法」考核各級官吏，使得吏治肅然。他清丈田地，推行「一條鞭法」，大大增加財政收入，一舉扭轉長期的財政赤字。他任用戚繼光、李成梁等名將鎮北邊，用凌雲翼、殷正茂等平定西南叛亂。一時之間，本已暮氣沉沉朝不保夕的大明王朝，重新煥發生機，出現了中興氣象。

可惜，張居正僅僅做了十年首輔就死了。勇於謀事拙於謀身的張居正死後，萬曆皇帝執掌大權。在他將張居正的遺產敗光以後，萬曆新政帶給大明朝最後的餘暉也就逐漸散去。

張居正死的那年，只有五十七歲。如果張居正不死，能夠再執政一二十年，大明朝的氣數會不會在他死後區區六十二年就終結，實在是未知之數。

關於張居正的死因，與張居正差不多同時期的王世貞在《嘉靖以來首輔傳》中說：「（張）得之多御內而不給，則日餌房中藥，發強陽而燥，則又飲寒劑泄之，其下成痔。而脾胃不能進食。」王世貞一向看張居正不順眼，這段話未免太誣，而且也沒有科學依據。他提到了張居正患有痔瘡而且死前脾胃不能進食，這應該是可信的。至於其他的，怕是自己想像的成分多些。

而比較主流的說法，也認為張居正是死於痔瘡發作。萬曆九年，從張居正故鄉荊州來了一位民間醫師給輾轉臥榻的張居正治病。他給出的方子對痔瘡治療效果不錯，但大大地損害了張居正的健康。據張居正奏章說「臣宿患雖除，而血氣大損，數日以來，脾胃虛弱，不思飲食，四肢無力，寸步難移」。張居正在《答上師相徐存齋三十四》中也說：「賤恙實痔也，一向不以痔治之，蹉跎至今。近得貴府醫官趙裕治之，果拔其根。但衰老之人，痔根雖去，元氣大損，脾胃虛弱，不能飲食，幾於不起。」

那麼，治療痔瘡何以造成如此嚴重的健康損害呢？有人認為是醫生給張居正做了痔瘡切除手術，是手術的損傷導致的。說實話這幾乎不可能。痔瘡切除手術聽起來容易，卻也不是在沒有麻醉和止血技術的年代可以完成的。痔瘡本身就是曲張的靜脈團塊，手術出血量相當大。更重要的是，如果沒有良好的麻醉和肛周肌肉的鬆弛，患者手術時肛門會本能地繃緊，根本無法有良好的手術視野和操作空間。

要想搞清楚張居正的死因，我們先來看看當時的人是如何治療痔瘡的。張居正說他的醫生將痔瘡「拔其根」，那個年代的醫生是如何給痔瘡患者拔根的呢？

張居正死於一五八二年，有一本成書於一六一七年的著名著作《外科正宗》，詳細記載了當時的痔瘡治療方法。書中明確指出：「諸痔欲斷其根，必須枯藥。」而且詳細記載了治療方法：「凡療內痔者，先用通利藥蕩滌臟腑，然後用喚痔散塗之肛門內，片時自然泛出，即用蔥湯洗淨，搽枯痔散，早午晚每日三次，俱用溫湯洗淨，然後搽藥，輕者七日，重者十一日，其痔自然枯黑乾硬，停止枯藥。其時痔邊裂縫流膿，換用起痔湯日洗一次，待痔落之後，換搽生肌散或鳳雛膏等藥生肌斂口，虛者煎服補藥，其口半月自可完矣。」

也就是說，當時對痔瘡「斷根」的方法，不是切除，而是「枯法」，是使用一種叫枯痔散的藥物塗在痔瘡上，令痔瘡自行乾枯壞死並最終脫落。那麼，這種枯痔散是什麼成分呢？好在該書作者陳實功前輩沒有將配方作為不傳之密藏起來待幾百年後申請個國家保密配方，而是很大方地公布了出來：「枯痔散內用白礬，蟾酥輕粉共砒霜。再加童子天靈蓋，枯痔方中效豈凡。」

枯痔散的主要成分是：白礬、蟾酥、輕粉、砒霜，還有童子的天靈蓋。白礬還好，且不去說他。童子天靈蓋也不去說他。蟾酥是蟾蜍表皮腺體的分泌物，輕粉是氯化亞汞結晶，兩者均有毒。而砒霜更是大名鼎鼎的毒藥三氧化二砷。說白了，所謂的「枯法」，就是利用這些有毒的東西敷在痔瘡上，令痔瘡乾枯壞死並最終脫落。

需要指出的是，直腸黏膜的吸收能力相當強。有孩子的人大概都使用過退燒用的消炎栓劑，該藥就是從孩子的肛門塞入，用藥不久孩子體溫就會下降，可見直腸黏膜的吸收能力。

也就是說，當時醫生給內閣首輔、權傾一時的張居正治療痔瘡的辦法，就是每天三次，持續不斷地往直腸黏膜上外敷包括砒霜在內的各種毒藥，而且治療週期可能很長。我們不知道張居正用了多長時間，但是在《外科正宗》中，陳實功記載的一個患者，前後使用了整整十六天。

急性砒霜中毒的症狀有兩大類：一類是急性胃腸炎表現，一類是神經系統損傷表現。小劑量反覆攝入者表現類似，但症狀較輕且起病較為緩慢。張居正死前「脾胃虛弱，不思飲食，四肢無力，寸步難移」，很符合砒霜中毒的表現。

這樣，事實就比較清楚了，我們可以合理地推測：張居正死於砒霜中毒，中毒原因為長時間高頻率使用枯痔散，使用枯痔散的原因是讓痔瘡去根。

說起來，痔瘡這種疾病，也是人類演化的副作用。人類站立起來之後，肛腸部位的靜脈承受了更大的壓力，導致靜脈曲張，形成痔瘡。在四足動物中，痔瘡是極其罕見的。而在人類中，俗話說的「十人九痔」可能有些誇張，但是痔瘡的發病率確實是高得驚人。

一代英才張居正就這樣離去了。他去世後，明朝剛剛開始的中興就此終結，大明朝再次進入衰落的軌道。六十二年後，崇禎皇帝自縊煤山，大明王朝就此終結。

張居正為大明延續了數十年氣運，奈何時日有限，人亡政息，終究未能從根本上改變大明王朝的氣數。

張居正死後二百三十三年，一代天驕拿破崙在滑鐵盧戰役前一天，痔瘡發作，無法行動。在第二天的戰役中，他未能親自指揮軍隊，喪失了多次機會，最終戰敗。法蘭西第一帝國因此終結。

綠水青山妄自多，英雄無奈菊花何。

16

古人聞之色變的背疽到底是什麼？

「背疽」到底是什麼東西呢？其實很簡單，就是皮膚軟組織的化膿性感染，如果要精確一點的話，就是皮膚軟組織化膿性感染中的癰或者急性蜂窩組織炎。

在現代，這屬於隨便拉出個鄉鎮醫院外科醫生都能輕鬆搞定的小毛病。但在沒有抗生素和現代外科治療技術的時代，這種感染是致命的。病情發展下去，若患者體質差抵抗力差，感染蔓延擴散，引發敗血症，就會導致全身多臟器衰竭而死亡，范增和徐達就屬於這種情況。

看中國幾千年歷史，越是天下大亂的時候，越是謀士輩出的時候。看看春秋、戰國、楚漢、三國時代，謀士這職業可謂群星璀璨，裡面很多人至今被當成祖師爺來崇拜。而太平盛世，謀士的品質和數量就差多了。

當年筆者年少輕狂，讀那些亂世歷史，常心嚮往之，只恨自己生不逢時，無法一展豪情壯志。嚮往完了，也只能乖乖地小學、中學、大學寒窗苦讀，最後找份工作繼續為房子、車子、老婆、孩子操心。等年紀大了，才明白自己當年好傻好天真，太平盛世就是老百姓的福氣，趕上英雄與草木同腐的時代那是自己的幸運。

楚漢戰爭對陣的雙方，各有頂級的謀士坐鎮，漢的一方是張良，楚的一方則是范增。論起謀略，范增和張良可謂旗鼓相當，然而與張良相比，范增的命運令人扼腕得多。才高八斗，可惜垂垂老矣才有機會一展才學；算無遺策，奈何主子太傻一次次坐失良機；忠心耿耿，卻不被上級信任。蘇軾的《范增論》感慨：增不去，項羽不亡。亦人傑也哉！

這麼一個人傑，最後被背疽奪取了性命。史載：范增因為項羽見疑，一生氣炒了老闆魷魚，結果回家路上背疽發作死了，年七十三。如果范增不死，未必沒有起復機會，而楚漢相爭，也可能會出現新的變數。

范增死後一千六百年，又一位無雙國士同樣死於背疽，他就是驅除韃虜、恢復中華、戰功赫赫的明朝開國大將、被朱元璋譽為「萬里長城」的魏國公徐達。洪武十八年二月，徐達病逝，享年五十四歲。朱元璋追封他為中山王，賜諡「武寧」，賜葬於南京鐘山之陰，並親為之撰寫神道碑，讚揚他「忠志無疵，昭明乎日月」。後覆命「配享太廟，塑像祭於功臣廟，位皆第一」。

關於徐達的死，民間有傳說稱是被朱元璋害死，說燕鵝是發物，徐達長了背疽，不能吃燕鵝，朱元璋故意賜燕鵝給他，徐達含淚吃完，發病死了。「發物」之說和陰謀論在中國都極有市場，所以這個故事在中國也極有市場。

任你王侯將相，碰到背疽無不九死一生。在小說《水滸傳》中，背疽再一次大發神威，把造反隊伍的首領、天魁星宋江折磨得死去活來，差一點點提前歸位。好在有地靈星神醫安道全上山救治，梁山社團才沒有出現群龍無首的局面。

安道全在家裡時，憑醫術過得豐衣足食，還能嫖當紅小姐；投奔梁山後憑醫術在好漢裡面排名第五十六位，歸降朝廷也升官發財最後善終。可見，人就應該好好地搞業務，專業人才在哪兒都吃香。

這個古代令人聞風喪膽談之色變的「背疽」到底是什麼東西呢？其實很簡單，就是皮膚軟組織的化膿性感染，如果要精確一點的話，就是皮膚軟組織化膿性感染中的癰或者急性蜂窩組織炎。

在現代，這屬於隨便拉出個鄉鎮醫院外科醫生都能輕鬆搞定的小毛病。

癰是金黃色葡萄球菌引起的多個相鄰的毛囊和皮脂腺或者汗腺的感染，好發於皮膚韌厚的頸部及背部。感染先從一個毛囊底部開始，然後沿著毛囊底部蔓延到皮下深筋膜，再沿深筋膜向四周擴散，然後向上穿入毛囊群形成多個膿頭。

而急性蜂窩組織炎，則多為溶血性鏈球菌或葡萄球菌侵入皮下、筋膜下或深部疏鬆結締組織所引起，炎症呈瀰漫性，向四周迅速擴散。

皮膚軟組織的化膿性感染的臨床表現主要包括兩方面：一方面是感染局部的炎症表現，一方面是全身的表現。

皮膚軟組織的感染，會導致局部嚴重的炎性反應，表現為局部皮膚發紅、嚴重腫脹，皮膚溫度升高，以及疼痛。同時，在感染的中心部位，會逐漸出現皮膚軟組織壞死，並逐漸擴大。

患者的疼痛主要是炎症腫脹導致局部組織張力過高所致，在頸部和背部這種組織比較緻密的部位，由於壓力難以緩衝和釋放，疼痛極為劇烈。

組織內的壓力升高，不僅可導致劇烈的疼痛，而且會促使感染向周圍擴散，並促使細菌和毒素入血，引起嚴重的全身感染症狀，包括寒戰、發熱、畏寒、噁心、頭疼等。

無論是癰還是急性蜂窩組織炎症，一般都有導致患者抵抗力下降使患者易於感染的因素。在上面這三位中，范增年老體弱，心情煩悶，又長途趕路旅途勞累，是其易感因素。而徐達年紀偏大軍務繁忙，是其易感因素。至於宋江，當時正帶兵打仗，鞍馬勞頓，操勞過度也是難免的。

《水滸傳》裡面，對宋江的整個病情有比較詳細的紀錄，我們可以看一下：先是晁天王託夢給宋江，告訴他「有百日血光之災，則除江南地靈星可治」。「次日，只見宋江覺道神思疲倦，身體痠疼，頭如斧劈，身似籠蒸，一臥不起。」這是感染的全身表現。「我只覺背上好生熱疼。」「眾人看時，只見鏊子一般紅腫起來」。紅、腫、熱、疼，這是局部炎症的典型表現。

在沒有抗生素和現代外科治療技術的時代，這種感染是致命的。病情發展下去，無非就兩種可能，一種情況是患者體質差抵抗力差，感染蔓延擴散，引發敗血症，導致全身多臟器衰竭而死亡，范增和徐達就屬於這種情況。還有一種情況是患者身體狀況比較好，抵抗力比較強，那麼最終感染會逐漸縮小，隨著病灶中央部分皮膚軟組織的壞死和液化，膿腫最後經由皮膚薄弱處破潰，膿液流出，組織內的壓力得以釋放，全身症狀逐漸減輕。而病灶在壞死組織逐漸液化脫落後，會逐漸由肉芽組織填充，最終癒合。宋江就屬於這其中的幸運者。

雖然幸運，也是九死一生，待戴宗迎到安道全時，宋江已是「神思昏迷，水米不吃，看看待死」「肌膚憔悴，終夜叫喚，疼痛不止，性命早晚難保」。待安道全趕到梁山，宋江已經是生命垂危，「口內一絲兩氣」。

安道全能治好宋江，在我看來主要是他運氣比較好。如果是宋江剛發病安道全就趕到，他恐怕也只能眼睜睜看著宋江一天天惡化。按照晁天王「百日血光之災」的說法，安道全到的時候應該是三個月以後了，到這個時候，如果病人還沒死，膿腫也應該差不多破了。這是被折磨了幾個月的患者全身情況最糟糕的時候，卻也是即將轉危為安的時候。

對於這種皮膚軟組織的化膿性感染，現代醫學已經有非常成熟的處置辦法。只要患者及時就診，醫生給予抗生素治療加上及時的組織切開引流，患者既無生命之憂，亦無須受百日之苦。

最後說說徐達的蒸鵝，中醫的「發物」其實沒有什麼確實的醫學道理。現代醫學對於皮膚軟組織化膿性感染的治療，也沒有什麼特別的飲食禁忌。

竊以為，古人的各種飲食禁忌，有些是將時間相關誤以為因果相關而總結出的錯誤經驗。還有一些則是醫生故意刁難患者推卸責任，給你羅列出一堆不能吃的東西，弄得遍地是地雷，一旦患者不小心觸犯了某條禁忌，醫生就可以名正言順地將責任推給患者。

17

周郎的金瘡和趙光義的腿傷：談談慢性骨髓炎

三國演義裡面常見的「金瘡迸裂」到底是什麼狀況？

古人沒有細菌學知識，不知道感染的原因和正確的傷口處理辦法，看到傷口反覆發作，遷延不癒合，就想當然地認為箭傷有毒。其實，所謂的箭毒，無非是傷口感染的表現罷了。

箭傷與刀傷有很大的區別，箭傷往往比較深，很容易累及骨頭，且傷口的清理比相對開放的刀傷要困難得多，在沒有現代麻醉和清創技術的情況下，裡面的積血和壞死組織很難清除乾淨，極容易出現嚴重的感染。

周瑜是三國裡的一大猛人，也是一大帥哥，「遙想公瑾當年，小喬初嫁了，雄姿英發，羽扇綸巾，談笑間，檣櫓灰飛煙滅」，其瀟灑豪邁，至今讓人思之猶覺心馳神往。但這麼個猛人，卻不怎麼被羅貫中待見，在《三國演義》裡面，大家對其印象最深刻的，不是雄姿英發，而是「金瘡迸裂」。

自從被曹軍射中一箭，金瘡迸裂就幾乎成了周公瑾的招牌動作，時不時就迸裂一回，最終把命送掉了。

周郎掛了以後，曾經生猛的關二爺又繼承了他的衣缽，在有「刮骨療毒」這樣生猛的表演後，關二爺也時不時地「金瘡迸裂」，戰鬥值大打折扣，最後很不服氣地含恨掛了。

而幾百年後，又一位猛人遭遇了和小說裡的周郎、關二爺相似的命運，那就是大名鼎鼎的宋太宗趙光義。九七九年，趙光義北上攻打幽州，被打得慘敗，太宗右大腿中兩箭，坐驢車逃亡。此後，這個腿傷就始終未能徹底痊癒。堂堂一國之君，「身帶舊瘡，每年發作，痛苦殊甚」，十八年後，趙光義腿傷復發去世。

其實，以現代醫學觀點解讀的話，周郎反覆崩裂的金瘡和宋太宗遷延不癒的腿傷很可能是同一種疾病：慢性骨髓炎。如果有現代的醫療技術，有我這樣經驗豐富的醫生，他們根本無須長時間忍受病痛的折磨，至死方得解脫。

這三位的受傷原因都一樣，是箭傷。古人沒有細菌學知識，不知道感染的原因和正確的傷口處理辦法，看到傷口反覆發作，遷延不癒合，就想當然地認為箭傷有毒。其實，所謂的箭毒，無非是傷口感染的表現罷了。

箭傷與刀傷有很大的區別，箭傷往往比較深。當勁弩射中肢體的時候，很容易累及骨頭。即使骨頭整體沒有斷裂，也容易造成骨頭表面的損傷，甚至形成游離或半游離的小碎骨片藏在傷口內。由於箭傷的傷口又深又小，傷口的清理比相對開放的刀傷要困難得多，在沒有現代麻醉和清創技術的情況下，裡面的積血和壞死組織很難清除乾淨，極容易出現嚴重的感染。而感染一旦形成，由於傷口較小，膿液排出困難，又容易引起感染的進一步加重和擴散。

我們看影視作品，古人被箭射傷，往往咬牙拔除箭頭然後敷上金創藥包紮起來，其實這種處理是非常危險的。把積血和壞死組織悶在傷口裡面，膿液無法排出，又沒有抗生素，這傷口想不感染都難。我就不提破傷風的事了，放在古代，只要沾上破傷風桿菌，這人基本上就算進了鬼門關。

當感染發生以後，膿液和細菌很容易累及被箭頭損傷的骨頭。如果病人命比較大，身體比較健壯，有可能可以熬過傷口的急性感染，待傷口膿液和壞死組織經傷口排出後，肉芽組織填充傷口，傷口得以暫時癒合。

但是，這種癒合並不是真正的痊癒，傷口內依然有細菌殘留。殘留的細菌藏在傷口深部的死腔（dead space）裡面和感染壞死的骨質裡面，如同定時炸彈般隨時可能爆發。一旦患者出現全身或者局部的抵抗力下降，就會出現炎症的急性發作，患者體溫升高，傷口周圍腫脹、疼痛，形成膿腫，最後膿腫破裂，膿液排出。這就是所謂的金瘡崩裂。

當急性炎症引起的膿腫破潰，膿液和部分壞死組織流出後，傷口可以再次暫時假性癒合。然後周而復始，進入下一個循環。

慢性骨髓炎患者，傷口往往遷延不癒合數年乃至數十年，嚴重影響患者生活品質，令患者痛苦不堪。而且，在患者年齡較大或者體質較差的情況下，由於全身抵抗力差，這種感染很可能發展成全身的感染和敗血症，導致患者死亡。趙光義腿傷復發去世，很可能就是傷口復發引起了全身感染所致。

對於慢性骨髓炎，現代醫學有較為成熟的治療辦法。透過手術徹底清除死骨和壞死組織，以血運豐富的肌瓣或皮瓣填塞死腔，再針對性地按照標準足量的應用抗生素治療，絕大部分患者可以痊癒。但由於該病較為頑固，一些患者可能需要多次手術。

由於治療骨髓炎所需的清創技術、皮瓣和肌皮瓣修復技術，以及抗感染治療等本是燒傷科的特長，所以很多醫院的慢性骨髓炎是由燒傷科來治療的。我本人對此就非常擅長哦。

18

諸葛亮機關算盡，為什麼最後鬥不過司馬懿？

諸葛亮死前的症狀，是反覆吐血和昏迷，這是典型的上消化道大出血的表現。上消化道的少量出血，一般表現為黑便。只有出血量很大的時候，才會表現為吐血，嚴重的失血會導致休克和昏迷。如果不能及時止血和輸血並積極糾正休克，患者最終會因失血過多而亡。諸葛亮反覆吐血七八天，出血足以致死。

那麼，是什麼原因引起的上消化道大出血呢？上消化道大出血裡面，最常見的原因是消化性潰瘍大出血，可占上消化道出血患者的一半左右。諸葛亮的病情正符合。

有一次和朋友聊天，朋友問我讀四大名著的感覺。我的回答是：《紅樓夢》告訴我們，有錢真好；《水滸傳》告訴我們，拳頭才是硬道理；《西遊記》告訴我們，要抓住部下的弱點；而《三國演義》告訴我們，身體很重要。

《三國演義》描述的歷史可以分成三個階段，第一階段是講三國鼎立局面形成前的故事，包括孫劉曹的崛起和鬥爭，這一階段以劉備的死為終結。隨著劉備夷陵之戰的失敗和白帝城託孤，三國鼎立的局面正式宣告形成。第二階段則是三國鼎立時期的故事，主要內容是蜀國曠日持久的伐魏戰爭，這一段以諸葛亮的死為終結。第三階段則是三國鼎立局面被最終打破，天下歸於司馬氏的故事。

這本書的第二個階段，幾乎就是諸葛亮和司馬懿兩人的對決。《三國演義》裡的諸葛亮根本就是開了外掛的無敵大BOSS，明明是蜀弱魏強，可諸葛亮偏偏就能以弱伐強，始終牢牢占據戰略進攻態勢。魏國只要敢正面迎戰，就會被諸葛亮的奇謀妙計算死玩死，如果不是老天爺幫忙，司馬懿差點被燒死在上方谷。

在與諸葛亮的對決中，司馬懿幾乎始終處於下風。最後司馬懿乾脆當起縮頭烏龜，躲起來不和你玩了。諸葛亮氣得送女人衣服嘲諷他，可人家偏偏不在乎，臨了還對使者說諸葛亮「食少事煩，豈能久乎」。你罵我娘炮，我就咒你早死，把場面又找回去了。諸葛亮也沒轍。

無奈天妒英才，諸葛亮只活了區區五十四歲就病死在五丈原。司馬懿別的比不上諸葛亮，但是人家活了整整七十三歲，他比諸葛亮大兩歲，卻比諸葛亮晚死了十七年。說起來，司馬氏能得天下，很大程度上就是因為司馬懿活得足夠長。

司馬懿先是跟著曹操混，曹操是三國首屈一指的梟雄，把司馬懿壓得死死的，司馬懿只有乖乖跟著跑腿的分兒，哪敢有什麼非分之想。

等司馬懿把曹操熬死了，又換上個曹丕，曹丕可能比不上他老爸，但是也算得上一代英主。他重視文教，修復洛陽，營建五都，與民休息，果斷稱帝，結束漢朝四百年統治，開創士族政治之先河。如果多給曹丕二三十年時間，他在司馬懿等一幫牛人的輔佐下，未必不能一統天下。在曹丕手下，司馬懿繼續乖乖地跑腿幹活，不敢有啥非分之想。可惜，曹丕也沒熬過司馬懿，三十九歲就死了。

曹丕死了，他兒子曹叡也不是個窩囊廢。曹叡剛剛繼位，蜀漢丞相諸葛亮便率軍北伐曹魏，南安、天水、安定三郡都叛魏投蜀，一時震動關中，曹叡急忙親自率軍西鎮長安，派大將張郃率軍阻止諸葛亮。張郃在街亭擊敗蜀將馬謖，諸葛亮被迫退兵。此後劉氏集團多次北伐，均被曹魏擊敗，這裡面，司馬懿的出色表現不能抹殺曹叡的功勞，就如同赤壁之戰周瑜的出色表現不能抹殺孫權的功勞一樣。面對這麼一個主子，司馬懿也不敢有啥非分之想。然而曹叡也是一個短命皇帝，還不如他老爸，僅僅活了三十四歲，又被司馬懿給熬死了。

曹睿死，即位的是年僅八歲的曹芳，這個時候，曹氏政權最後被老而成精的司馬懿奪取，就是難免的結局了。

就這樣，司馬懿靠著命長，生生熬死了所有比自己強大的對手，最終奪取了曹魏政權。

由此可見，健康很重要啊，所以我鄭重建議大家：爭不過對手的時候，就去鍛鍊身體吧。

那麼，司馬懿一生最大的對手、《三國演義》的頭號牛人、臥龍先生諸葛亮，到底是為啥死的呢？

諸葛亮在五丈原和司馬懿對峙，諸葛亮費盡心機將司馬懿引入上方谷，差點將司馬懿做成「烤全馬」，奈何天降大雨，司馬懿逃出生天。此後司馬懿堅決不再出戰，諸葛亮送女人衣服侮辱司馬懿，司馬懿也不在乎。

此後不久，吳國伐魏失敗。正面戰場僵持局面無法打破，第二戰場又宣告失敗，形勢對蜀國非常不利。書中這樣寫道：孔明聽知此信，長嘆一聲，不覺昏倒於地；眾將急救，半晌方蘇。孔明嘆曰：「吾心昏亂，舊病復發，恐不能生矣！」

此後諸葛亮決定禳星延壽，他「扶病理事，吐血不止。日則計議軍機，夜則步罡踏斗」。到後來魏延踏破禳星主燈，諸葛亮「吐血數口，臥倒床上」。向姜維囑託完後事，「便昏然而倒，至晚方蘇」。待李福代表蜀主問完後事，就闔然長逝了。

也就是說，諸葛亮死前的症狀，是反覆吐血和昏迷，這是典型的上消化道大出血的表現。上消化道的少量出血，一般表現為黑便。只有出血量很大的時候，才會表現為吐血，嚴重的失血會導致休克和昏迷。如果不能及時止血和輸血並積極糾正休克，患者最終會因失血過多而亡。諸葛亮反覆吐血七八天，出血足以致死。

那麼，是什麼原因引起的上消化道大出血呢？上消化道大出血裡面，最常見的原因是消化性潰瘍（包括胃和十二指腸潰瘍）大出血，可占上消化道出血患者的一半左右。諸葛亮的病情是否符合消化性潰瘍出血表現呢？答案是很符合。

第一，消化性潰瘍既是上消化道大出血的最常見原因，也是常見疾病，據估計有一〇%的人患過此病。消化性潰瘍包括胃潰瘍和十二指腸潰瘍，其中十二指腸潰瘍多見於青壯年，而胃潰瘍發病年齡較遲，平均比十二指腸潰瘍晚十年。從諸葛亮的年齡來看，正是胃潰瘍的好發年齡。

第二，臨床觀察表明，長期精神緊張、焦慮或者情緒波動的人易患消化性潰瘍。戰爭期間，消化性潰瘍發生率明顯升高。而十二指腸潰瘍癒合後遭受精神刺激時，潰瘍容易反覆發作或發生併發症。諸葛亮「受命以來，夙夜憂嘆，恐託付不效，以傷先帝之明」，平時軍政事務事無巨細均親自辦理，「夙興夜寐，罰二十以上皆親覽焉」。身負中興漢室重任的諸葛亮，長期處在巨大的精神壓力下，很容易得消化性潰瘍。

第三，諸葛亮胃口很差。諸葛亮送女人衣服羞辱司馬懿時，司馬懿問使者諸葛亮的飲食狀況，使者說他「所啖之食，日不過數升」。消化道潰瘍患者，多有節律性的飲食相關性疼痛，其中胃潰瘍患者主要表現為餐後疼痛，這會嚴重影響患者的食欲。諸葛亮胃口很差，很可能是被胃潰瘍折磨的結果。

第四，消化性潰瘍屬於慢性疾病，患者往往病史很長而且反覆發作。諸葛亮幾次北伐途中，數次昏倒嘔血。孔明聽趙雲死了，昏倒；聽張苞死了，吐血；關興死，昏倒；聞報孫權配合進攻曹魏大敗，吐血。這完全符合消化道潰瘍長期反覆發作的特點。而諸葛亮比較長的病程，也足以排除胃癌的惡性腫瘤導致的出血。

上消化道大出血病因中排第二位的，是肝硬化門靜脈高壓導致的胃底食道靜脈曲張出血，約占上消化道大出血患者的二〇%。門脈高壓患者均有脾臟明顯腫大，很多患者有嚴重腹水的表現，諸葛亮死前並無這種表現。肝硬化門脈高壓大出血很容易引起肝功能衰竭以及肝昏迷。諸葛亮死前，從出血昏迷到死亡足有七八天時間，直到死前都能堅持工作，神志一直很清楚，肝硬化門脈高壓的可能性不大。最後，即使在現代，門脈高壓大出血死亡率也非常高，諸葛亮多次出血均未喪命，也未因肝衰竭而長期臥床搶救，這同樣不符合肝硬化門脈高壓的表現。

綜上所述，諸葛亮應該是死於消化性潰瘍導致的上消化道大出血，以胃潰瘍的可能性最大。

消化性潰瘍的發病原因現在已經研究得比較透徹。簡單點說，就是一種叫幽門螺旋桿菌的細菌破壞了胃十二指腸的黏膜屏障（好比房子的屋頂），導致胃酸和消化酶對其下方的黏膜組織進行自身消化導致。透過藥物清除幽門螺旋桿菌和抑制胃酸分泌並保護胃黏膜，絕大部分消化性潰瘍患者可以治癒。即使早期未能及時治療以至於出現消化道大出血這樣的嚴重併發症，也可以透過內視鏡和手術方法及時止血，配合輸血和抗休克治療，挽救患者的生命。但在沒有現代醫學手段的三國時期，一代奇才諸葛亮，只能是「出師未捷身先死，長使英雄淚滿襟」了。

19

關雲長的刮骨療毒是炒作出來的嗎？

「刮骨療毒」雖然是小說家之言，竟也與現代醫學的清創術有某些相通之處。清創時，如果壞死組織清除不徹底或者有異物存留，尤其傷口內有死骨形成的時候，很容易形成這種慢性感染的傷口，往往遷延不癒或者反覆發作。當患者全身抵抗力下降或者傷口引流不暢時，感染出現急性發作，局部腫脹、疼痛，形成膿腫。而當膿腫破潰，膿液和部分壞死組織流出後，經過一段時間治療傷口又可以暫時癒合，如此反覆發作，病情可遷延數年甚至數十年。

這種慢性感染必將妨礙肢體的功能，若此關二爺再也不能那麼爽地砍人，而是時不時被人砍了。

作為中國的武聖人，關二爺在中國可謂家喻戶曉，民間流傳的關二爺神勇的事蹟實在太多了：溫酒斬華雄，過五關斬六將，千里走單騎，水淹七軍，敗走麥城等，嗯，好吧，最後一個不算。

但所有這些故事，都比不上「刮骨療毒」更具傳奇色彩。一邊血流如注，刀刮在骨頭上咯吱咯吱響，一邊卻神色自若，飲酒弈棋淡然處之。這場面，絕對是帥呆了、酷斃了。每個青春期的男孩子看到這場景，無不熱血沸騰，五體投地，恨不得為關二爺牽馬墜鐙。

關於刮骨療毒的故事，《三國志》也有記載，但是非常簡單，而且和小說有很大不同。《三國志》原文是：羽嘗為流矢所中，貫其左臂，後創雖癒，每至陰雨，骨常疼痛。醫曰：「矢鏃有毒，毒入於骨，當破臂作創，刮骨去毒，然後此患乃除耳。」羽便伸臂令醫劈之。時羽適請諸將飲食相對，臂血流離，盈於盤器，而羽割炙引酒，言笑自若。

這個記載過於簡略，從醫學角度講，箭毒入骨導致經常疼痛，刮一下就能治好，這很難講得通。如果這段記載是真的，我覺得更有可能是醫生被關羽逼急了或者不肯承認自己沒本事，故意提出這麼一個聳人聽聞的治療方案，想把關羽嚇回去而已。古代醫生碰到治不了的病，就會想歪招來難為病人。魯迅的父親生病，醫生處方非要原配的蟋蟀，與此有異曲同工之妙。

在沒有止血技術和麻醉技術的當年，關老爺刮骨療毒的效果以及那個倒楣醫生的下場我們不得而知，想來不會太美好。

《三國演義》裡面對這個故事做了精彩的演繹，講得繪聲繪色好不感人，為了找個配得上關二爺的醫生，不惜把華佗老先生給搬了出來。實際上，樊城之戰時，華佗都死了十多年，上哪兒去給關公「刮骨療毒」？

但是，羅貫中編出來的這段故事，在醫學上竟然基本能說得通，想來羅貫中肯定是見過很多外傷的傷患，把他從這些傷患身上瞭解到的資訊套到了關二爺身上。他對外傷後的表現、治療，以及後遺症都描述得不算太離譜，而「刮骨療毒」雖然是小說家之言，竟也與現代醫學的清創術有某些相通之處。

好吧，我們就當《三國演義》描述的關二爺刮骨療毒是真的，用現代醫學觀點，來分析一下關二爺的傷情。

首先看關羽的受傷原因，關雲長攻打樊城，可能是覺得自己太牛了，可以不戰而屈人之兵，於是牛哄哄地跑到北門，對對方喊話：「汝等鼠輩，不早來降，更待何時？」且不說這麼罵人家勸降效果怎麼樣，您老人家跑到最前面工地好歹穿好工作服啊，結果曹仁發現關羽只穿了護心鎧，於是命五百名弓箭手放箭，關羽「急勒馬回時，左臂上中一弩箭，翻身落馬」。

感覺很有些「不作不死」的意思哈，這也提醒我們，要注意生產安全，危險的工作環境下一定要做好防護，尤其要穿好防護服戴好頭盔。大家還真別笑，臨床很多的外傷其實是可以避免的，只是當事人和關二爺一樣覺得自己有神功護體不注意防護，最終鑄成大錯。

而關二爺的受傷原因也很明確：一、利器穿刺；二、摔傷。第二條其實很重要，只是被很多人忽略了。

我們再看看傷後的臨床表現，綜合小說的各種資訊，關羽受傷後的主要表現是：嚴重腫脹，不能運動，持續疼痛。

這基本符合肢體外傷後常見的一種危險併發症：腔室症候群，也稱腔室高壓。所謂腔室，是肢體的組織形成的相對封閉的空間，當空間內壓力急劇增高的時候，會壓迫組織和血管，導致肢體嚴重缺血，引起肢體壞死乃至危及生命。

從受傷機制看，關二爺至少有以下幾個因素可導致骨筋膜室症候群：

第一是箭傷，箭傷可導致肌肉損傷和腔室內出血，肌肉損傷後會出血腫脹，而腔室內出血也會大大增加腔室內壓力，當壓力高到一定程度，會引起靜脈回流障礙，而靜脈回流障礙會加劇腫脹，最終惡性循環，導致動脈供血不足，組織壞死。

第二是摔傷，摔傷會導致肌肉和軟組織挫傷，挫傷組織會腫脹，增加腔室內壓力。第三是包紮過緊。古人沒有有效的止血措施，為了止血往往加壓包紮，而包紮過緊是腔室高壓的一個重要發病原因。

至於所謂箭頭帶「烏頭之毒」，純屬扯淡，烏頭確有劇毒，但那是神經毒素，可以導致呼吸麻痺心律失常。關羽人好好的只是胳膊出問題，這不符合烏頭中毒的表現。

腔室高壓患者，肢體腫脹嚴重，無法活動，疼痛劇烈，如果得不到及時有效的處理，會出現肌肉乃至肢體的壞死。輕則嚴重殘疾，重則性命不保。

《三國演義》裡面沒說華佗啥時候來，但如果拖幾天再來的話，關二爺情況堪憂。

對於這種嚴重外傷和筋膜室高壓，正確的處理是什麼呢？第一，要盡快手術減張，所謂手術減張，就是切開皮膚和組織，打開筋膜腔，釋放筋膜腔內壓力，改善組織運血，避免肢體壞死；第二，要手術清理傷口，清除血塊和異物，切除失去生機的組織，以利於傷口癒合。

不過，對於張力比較大的傷口以及未能及時清創的傷口，是難以直接縫合的，往往需要二期處理。

在古代沒有現代麻醉止血技術，沒有有效消毒手段和抗生素預防治療感染的情況下，這種手術的痛苦和風險都很大，關二爺能硬挺過來而且傷口痊癒，實屬不易。不過，即使是現代的治療技術，要達到手術後立即「伸舒如故，並無痛矣」，也不容易。

遺憾的是，關二爺還是從此落下了病根，以後征戰天下，關鍵時候動不動就「金瘡迸裂」，著實令人鬱悶。古人對這種情況不瞭解，歸咎於箭上有毒，其實，這只是一種慢性感染的表現而已。

如果清創時，壞死組織清除不徹底或者有異物存留，尤其傷口內有死骨形成的時候，很容易形成這種慢性感染的傷口。這種傷口往往遷延不癒或者反覆發作，當患者全身抵抗力下降或者傷口引流不暢時，感染出現急性發作，局部腫脹、疼痛，形成膿腫。而當膿腫破潰，膿液和部分壞死組織流出後，經過一段時間治療傷口又可以暫時癒合，如此反覆發作，病情可遷延數年甚至數十年。

這種慢性感染必將妨礙肢體的功能，所以關二爺再也不能那麼爽地砍人，而是時不時被人砍了。

對於這種慢性感染傷口，現代醫學已經有很好的辦法，需要手術清除壞死組織，去除死骨，並移植肌瓣或者皮瓣填塞死腔，配合抗生素治療，絕大部分患者可以痊癒。

當然，再好的治療措施，也不如注意安全不受傷要好。看看關二爺，如果不是賣弄過了頭，何須受這罪啊。

所以，無論覺得自己多牛，做人，還是低調點好。

20

一頓酒肉如何斷送了一代詩聖

在外科急診裡面，暴飲暴食後突發劇烈腹痛的，有相當一部分是急性胰臟炎。每年春節家家戶戶大吃大喝的時候，就是急性胰臟炎的好發時期。

重度胰臟炎患者病情進展極快，部分患者從發病到死亡時間可以小時計算。即使在醫學高速發展的現在，重度胰臟炎依然有極高的死亡率，更不用說在杜甫那個年代。杜甫餓了很多天，突然得到酒肉，難以節制，最終暴飲暴食導致急性胰臟炎發作，不幸過世。這是一個合情合理的解釋。

在中國這個地方，「聖」是一個至高無上的詞彙，中國人能被稱為「聖」者，數千年來可謂寥若晨星。鄧公作為改革開放的總設計師，功高蓋世，也只是中國人民的兒子。毛主席創建新中國，集偉大領袖偉大導師偉大統帥偉大舵手於一身，也沒被稱為「聖」。康熙雖然被兒子稱為「聖祖」，但那是自家人封的，不算數。

杜甫，中國古代詩歌史上最偉大的詩人之一，被後世尊稱為「詩聖」，他那一篇篇膾炙人口的詩篇，穿過時間的長河，至今吟唱不衰。在中國的文壇上，他是千年不朽的豐碑，是萬古傳頌的聖者。

然而，這個聖者的死法卻著實與其光輝偉岸的形象有些不匹配。杜甫的死因雖有多種說法，但獲得最廣泛認可的是正史的記載。《舊唐書．杜甫傳》：「永泰二年，啖牛肉白酒，一夕而卒於耒陽，時年五十九。」《新唐書》記載更詳：「大曆中，出瞿塘，下江陵，泝沅湘以登衡山，因客耒陽，遊岳祠，大水遽至，涉旬不得食，縣令具舟迎之，乃得還。令嘗饋牛炙白酒，大醉，一夕卒。年五十九。」

也就是說，杜甫當時人在耒陽，被洪水困住，十天左右沒得飯吃。後來當地縣令得知他被困，趕緊以舟來迎，以牛炙白酒招待，杜甫大醉，然後當晚就死了。一頓酒肉毀掉了名垂青史萬古流芳的聖人，這著實讓人有些欲哭無淚。

那麼，為啥一頓酒肉就能生生要了詩聖的命呢？

文科生郭沫若同學認為是食物中毒，他的邏輯是：縣令所送的牛肉一定很多，杜甫一次沒有吃完。時在暑天，冷藏不好，容易腐爛。腐肉有毒，杜甫吃了腐肉然後掛了。

郭同學說的這些，是站不住腳的。

首先，縣令送的牛肉和酒確實可能很多，當時也確實是在暑天，鮮肉確實容易壞，可人家縣令會傻乎乎地大熱天送一大堆鮮肉嗎？古時候沒有冰箱，食物保鮮確實很困難，但是保鮮和保存是兩碼事，古人透過醃製等方法保存肉類魚類的技術還是有的。文中寫的「牛炙」，應該是醃漬過的牛肉烤熟了送來的，沒那麼容易壞。

再者說，就算送來的是沒醃漬加工過的生肉，人家縣令總不會把已經腐爛的肉送來吧，杜甫吃完後當天晚上就死了，頂多吃了一兩頓，就算天再熱，總不至於幾小時就能毒死人吧！

其實，暴飲暴食後短時間內迅速死亡，雖然可能性有多種，但從醫學角度，應該首先考慮兩種疾病：一個是急性胰臟炎，一個是急性胃擴張。

首先說說急性胰臟炎。

我們每天吃的各種食物，都需要經過消化才能吸收，而消化過程則依賴各種各樣可以分解食物的消化酶類。我們食物中的三大營養物質澱粉、脂肪、蛋白質，都依賴各種酶類才能消化。胰臟的一個重要功能就是大量分泌各種各樣的消化酶。

你可能要擔心了，既然這些消化酶能消化食物，會不會消化我們自己的身體呢？你別說還真有可能，急性胰臟炎就是出現了消化酶消化自己的情況。

正常情況下，這些酶類順著胰管乖乖地進入腸道，消化我們吃進來的食物。但是在某種病理情況下，比如，大量飲酒和暴食後，胰酶短時間內大量分泌，胰管內壓力驟然上升，會引起胰腺泡破裂，胰酶進入腺泡之間的間質。胰臟分泌的消化酶是不辨敵我的，這時胰臟就會自己消化自己，導致急性胰臟炎。胰臟自我消化的結果，是消化酶類進一步失去正常胰臟組織的約束，隨著病情加重，大量的酶類進入血液和腹腔，引起一系列連鎖反應，最終導致患者出現嚴重感染、休克、多重器官衰竭，乃至死亡。

在外科急診裡面，暴飲暴食後突發劇烈腹痛的，有相當一部分是急性胰臟炎。每年春節家家戶戶大吃大喝的時候，就是急性胰臟炎的好發時期。

重度胰臟炎患者病情發展極快，部分患者從發病到死亡時間可以小時計算。即使在醫學高速發展的現在，重度胰臟炎依然有極高的死亡率，更不用說在杜甫那個年代。杜甫餓了很多天，突然得到酒肉，難以節制，最終暴飲暴食導致急性胰臟炎發作，不幸過世。這是一個合情合理的解釋。

再說說急性胃擴張。

急性胃擴張大部分情況下是腹部手術後的併發症，但過度暴食也會引起急性胃擴張，而且其後果往往更為嚴重。

杜甫長時間忍飢挨餓，尤其是剛剛餓了十天左右，身體和胃功能相當虛弱。在短時間內攝入大量食物的情況下，胃壁會嚴重擴張，這種擴張會透過神經反射導致胃壁麻痹，使得食物不能正常下排。

同時，擴張的胃部會向下擠壓小腸，這種擠壓會導致小腸的繫膜和腸繫膜上動脈被拉緊，而拉緊小腸的繫膜和腸繫膜上動脈又會壓迫十二指腸，堵住胃的出口。需要指出的是，這種壓迫在瘦子身上更容易發生，而杜甫肯定胖不到哪裡去。

胃的動力喪失，出口又被堵住，食物、吞嚥的空氣、十二指腸分泌液、膽汁、胰液、胃壁和十二指腸壁的炎性滲出就這樣大量積存，導致胃的擴張進一步加重。

急性胃擴張會導致嚴重的脫水和電解質丟失等現象，甚至導致胃的壞死和穿孔，進而導致患者死亡。

暴食後的急性胃擴張，死亡率可高達二〇%。杜甫年事已高，身體虛弱，再加上挨餓十天，對疾病的耐受能力極低。出現急性胃擴張後，熬不過當晚也是有可能的。

說起來宿命一般，唐代詩壇兩大天皇巨星，李白與杜甫，其死亡竟然都是和酒有關。杜甫是死於暴飲暴食，而李白據說是喝醉了跳水裡撈月亮淹死的。酒這東西，著實害人不淺。

21

李元霸之死與雷電擊傷

《說唐演義全傳》記載：宇文成都本有三年龍命，不想被李元霸殺了。宇文成都是九天應元雷神普化天尊臨凡，歸位後奉命率雷部眾神拿元霸逆天之罪，往李元霸頭上打雷，李元霸一生氣，拿錘子往天上扔，結果錘子落下把自己砸死了。

這太不像話了，後來電視版的《隋唐英雄傳》裡面，導演可能也覺得有點不像話，改為李元霸被大哥慫恿，閃電打雷天氣跑到高處舉錘挑戰老天，被雷劈得屍骨全無。雖然屍骨全無編得不太可靠，但是至少顯得合理多了。

小時候聽過評書的，大概都對李元霸這個人有非常深刻的印象。如果要在近代演義小說裡面選一個戰鬥力最驃悍的，我覺得非李元霸莫屬。

李元霸的原型應該是李玄霸，李玄霸是唐太祖李淵的第四個兒子，十六歲就死了。現在李元霸的形象，來自清朝的演繹小說《說唐演義全傳》，為避諱康熙（玄燁）名，小說中改玄為元。書載：李元霸是上界大鵬金翅鳥臨凡，力大無窮，所向無敵。

如果我沒搞錯的話，大鵬金翅鳥後來還臨凡過一回，第二回臨凡的化身好像是《說岳全傳》中的岳飛。我實在搞不懂，為什麼大鵬金翅鳥兩次臨凡形象怎麼相差那麼大。岳武穆英俊瀟灑足智多謀，而李元霸的形象就差多了：嘴尖縮腮，面如病鬼，骨瘦如柴。

李元霸每頓飯要吃一斗米、十斤肉。一斗米大概相當於十二．五斤，煮熟了還得增加不少。一個骨瘦如柴的人，吃進去二、三十斤東西；再提著兩個共計八百斤的大錘，那模樣應該很喜感。

作為隋唐第一猛人，李元霸的戰鬥力實在驃悍得過分，其戰鬥值大概相當於隋唐猛人第二三四五直至一百名的總和再乘以N，令人懷疑他是不是阿諾．史瓦辛格不同款的終結者穿越來的。四明山一戰，他單人獨騎擊敗十八路反王二百三十萬大軍；紫金山一戰匹馬雙錘將一百八十萬軍隊殺得只剩六十二萬，迫使李密交出玉璽，反王獻上降表。

其實我們讀長篇小說的時候，經常會從裡面發現類似李元霸這種開了外掛的猛人，比如，《天龍八部》裡面的掃地僧。這種角色看著很過癮，其實是作者已經駕馭不了小說的表現。長篇小說人物情節複雜，對作者的要求極高，有時候寫著寫著編不下去了，作者就得開個外掛。《天龍八部》裡面，兩對父子加鳩摩智五大絕世高手對決在即，後面情節實在不好編了，於是金庸只好耍賴皮，於是掃地僧橫空出世。

順便說一句，港台作家裡面開外掛耍賴皮最多的是黃易。黃易有才，卻只適合寫短篇中篇，不具備駕馭長篇的能力。你看他的小說如《大劍師傳奇》之類，前三分之一才華橫溢精彩絕倫，中三分之一左支右絀勉強維持，到後三分之一就江郎才盡破罐破摔，得開無數的外掛才能勉強完結。

問題是李元霸這個外掛有些麻煩。沒有他不行，沒他的話誰去替李家擺平十八路反王啊！但他老活著也不行，如果他不死，那他一個人就把李唐天下打下來了，別人就沒法玩了。

但是，怎麼讓他死也是個難題，因為這個外掛開得太大。這麼一個猛人，凡人弄不死他，就只好辛苦神仙了。《說唐演義全傳》說：宇文成都本有三年龍命，不想被李元霸殺了。宇文成都是九天應元雷神普化天尊臨凡，歸位後奉命率雷部眾神拿元霸逆天之罪。往李元霸頭上打雷，李元霸一生氣，拿錘子往天上扔，結果錘子落下把自己砸死了。

這太不像話了，別說扔上天的錘子會不會原位落下，就算原位落下，李元霸又不是瞎子，難道不會接住或者躲開嗎？

後來電視版的《隋唐英雄傳》裡面，導演可能也覺得有點不像話，改為李元霸被大哥慫恿，閃電打雷天氣跑到高處舉錘挑戰老天，被雷劈得屍骨全無。雖然屍骨全無編得不太可靠，但是至少顯得合理多了。

從科學上說，《隋唐英雄傳》裡面，李元霸在雷電交加之下跑到高處，高舉金屬物品的行為，確實是活該遭雷劈的。

地球上平均每秒鐘有一百次閃電，每天有八百萬次，其中每天有五萬次閃電造成地表火災或者其他損害。閃電密度最高的地方是非洲，每平方公里每年有五十次之多。雷電擊傷導致的死亡報導不一，每百萬人口中，有〇．二～六．七人會被雷擊致死。

關於雷電擊傷，這裡有幾個有意思的資料：

你認為雷電擊傷很少發生於室內？錯！雷電擊傷確實多發於戶外，約占三分之二，但還有約三分之一的雷電擊傷發生於室內。這些室內遭雷擊的傷者，當時多半在做一件事情：給閃電拍照。所以，雷雨天微博控最好控制一下自己PO照片的欲望。

你以為雨天才會發生雷擊？錯！藍天白雲一樣會出現晴天霹靂。致死性的雷電擊傷，發生時二一%沒有下雨，而且暴風雪時，一樣可能發生雷擊。

你以為雷電面前男女平等？錯！雷擊傷患男性遠高於女性，比例高達五：一。這可能是因為男性從事野外工作和其他可能遭受雷電襲擊的工作有關係，也可能和男同志膽子大有關係。很多時候，膽子大就是找死的意思。

你打雷時心裡害怕想打個電話給人訴訴苦求安慰？最好別這樣。雷電可經電話線路傳導，如打雷時使用電話，可收到一五〇～一六〇dB震波，導致單側鼓膜撕裂。一九八九年報導，美國每年發生六十例類似案例。

那麼，如何避免遭受雷擊呢？注意以下幾點就可以了：

第一，雷電好發季節注意天氣情況，按照指示出行。

第二，雷電發生時，盡量進入房屋內或者封閉的汽車內。封閉而與地相連的金屬箱籠會形成法拉第籠，有電荷遮罩效應，可以避免雷電擊傷。

第三，在室內要注意關閉電器，切勿使用電話。

第四，在野外遭遇閃電時，要遠離樹、高地、水、空曠地帶、金屬物品等。六〇%的閃電擊傷發生時，傷者手持金屬物品。像李元霸那樣舉著金屬物品跑到高處充當避雷針吸引雷電的，不挨劈就沒天理了。

第五，空曠地帶避雷要蹲伏，切勿躺平。被雷電擊中時，可能聽到劈啪聲，可見到閃光，皮膚刺痛，頭髮直立感，此時應盡快雙腳併攏，及時蹲下。

第六，牆下相對安全地帶：牆高＞距牆距離＞一米處，為相對安全位置，可在此躲避。前些年，曾有背包客在長城上被雷擊身亡，如果他們知道這個常識，悲劇就可能避免。

第七，防範雷電的三〇／三〇原則：閃電和雷鳴相差小於三〇秒的雷電擊傷可能性大，閃電結束後至少在安全地點躲避三〇分鐘。

最後，電擊傷患者瞳孔散大不一定代表腦死亡，可能眼損傷。而且，雷電擊傷病人即使初始鑒定已臨床死亡，仍有復甦的可能，應大力復甦搶救。

天地之威莫測，大家最好小心謹慎，以保安全。很多時候，不怕死，真的會死的。

22

包公的黑臉與深色食物的禁忌

作為燒傷科醫生，我從患者那裡瞭解到的忌口要求包括：不能吃各種肉類，不能吃海鮮，不能吃醬油醋，不能吃蔥、薑、蒜，不能吃雞蛋，不能吃巧克力，不能吃深色食物等。我曾經感慨：如果把各種傳說中的忌口都嚴格執行下來，不餓死也得嚴重營養不良。

在燒傷患者種種「忌口」傳統中，不能吃深色尤其是黑色食物，是比較普遍的一種說法。

在中國做醫生，和患者的交流溝通也就自然免不了中國特色。自從我做醫生以來，幾乎每次出門診的時候，都會被不同的患者反覆問同一個問題：需要忌口嗎？

這個問題有時候真的很麻煩。根據我的經驗，如果你乾脆利索地回答不需要，那後果可能會很糟糕。輕則患者會半信半疑甚至一遍遍地反覆追問，嚴重的話甚至會對你的業務水準產生嚴重的懷疑。

忌口在中國民間和傳統醫學中有極其悠久的傳統，但在現代醫學中，這些林林總總的忌口基本都沒有什麼依據。固然，對於特定的疾病，醫生有時候會給一些飲食方面的指導和建議，比如，糖尿病患者需要限制含糖食物，高血壓患者需要控制鹽的攝取量，但這種醫學建議和中國傳統的「忌口」完全不是一回事。

作為燒傷科醫生，我從患者那裡瞭解到的忌口要求包括：不能吃各種肉類，不能吃海鮮，不能吃醬油醋，不能吃蔥、薑、蒜，不能吃雞蛋，不能吃巧克力，不能吃深色食物等。我曾經感慨：如果把各種傳說中的忌口都嚴格執行下來，不餓死也得嚴重營養不良。

在燒傷患者種種「忌口」傳統中，不能吃深色尤其是黑色食物，是比較普遍的一種說法。這大概和淺度燒傷患者創面癒合後容易有色素沉澱有關，可能古人以為這種色素沉澱是吃黑色食物吃出來的吧，既然吃啥補啥，那吃黑肯定也補黑吧！

有一次，在急診處置一個面部燙傷的孩子，交代完各種注意事項結束診治後，聽到奶奶在診室外教訓小孩子：「叫你不小心，看吧，以後不能吃巧克力了。」聽到不能吃巧克力，小朋友急了，立即表示極其強烈的抗議和不滿，而奶奶寸步不讓：「燙傷後不能吃深色尤其是黑色的東西，否則傷口不長，長好也會很黑，和黑臉包公一樣黑。」

我忍不住把老太太叫回診室，告訴她這短短一句話裡有三個錯誤：第一，包公的臉其實一點兒都不黑；第二，深色食物不影響創面癒合；第三，深色食物不會讓癒合後的皮膚變黑。

包公，在民間已經是個成聖成神的人物。按照民間傳說，他自幼父母去世，由嫂子撫養成人。他聰慧無比兼勤奮過人，最終金榜高中，成為天下一等一的忠臣和能臣，御賜三口鍘刀，可先斬後奏。傳說包大人尤善斷案，夜斷陰，晝斷陽，連閻王爺都害怕他。以包大人為主角的《狸貓換太子》《鍘美案》等，至今長盛不衰，時不時就被拿出來翻拍一下。

包公號稱鐵面無私，既然是鐵面，那當然得黑了。傳說中和藝術作品中包公的形象就是大黑臉，黑到什麼程度呢？據說包公有個外號叫「包黑炭」。除了黑以外，包公額上有一個月牙，據說是小時候放牛被牛踩的，這月牙同時也是他能穿梭平行空間去「夜斷陰」的特異功能標誌。

其實，真實的包公，和這些藝術形象八竿子打不著。

包公小時候家境其實非常好，他父親包令儀是太平興國八年進士，死後追贈刑部侍郎，家裡就算不是大富大貴，至少也不會窮。包拯有兄弟三人，但兩個哥哥都死得早，家裡就他一根獨苗。所以包拯根本用不著寄人籬下，更不可能去放牛，人家是標準的官宦子弟，從小在蜜罐裡長大，接受了良好的教育。

二十八歲那年，包拯考中進士，那時父母都還健在。宋朝講究孝道，包拯辭官不做，回家贍養父母，待父母去世守孝期滿，才於三十六歲那年出來做官。

包拯的官宦生涯說實話很平淡，他不是貪官不是昏官，也確實做了一些值得稱道的事情，但遠遠沒有民間傳說的那麼神奇。歷史上沒有王朝馬漢，沒有南俠展昭，沒有足智多謀的公孫先生，沒有三口鍘刀，也沒有殺妻滅子的陳駙馬。陳世美倒是有一個，但人家是清朝官員。清朝這位陳世美，得罪了自己的一個叫胡夢蝶的同鄉，被對方惡意報復，編出一個《秦香蓮》來敗壞他名聲，後來演著演著又把包公搬了進來，成了後來的《鍘美案》。

如果沒有民間傳說和各種文學作品的神話，包拯在歷史上就屬於一個不怎麼值得一提的人物。同時代的歐陽修還曾批評他「素少學問」。

至於包公的長相，正史沒有明確記載，但是，這麼一個養尊處優的人物，基本上不太可能臉跟炭一樣黑。安徽合肥包公祠裡供奉的包公像，是一個白面長鬚的清秀書生，而故宮所藏的包公畫像也證明包拯並不是黑臉。所謂的黑臉，更多的是民間因其「鐵面無私」而進行的演繹和想像罷了。

第一個問題解決了，再談第二個問題：深色食物是否會影響傷口的癒合呢？

我們首先看看傷口癒合的過程。傷口的癒合，其實就是兩個平行的過程：

第一是細胞的增生，傷後二十四到四十八小時，在發炎反應的基礎上，開始有細胞增生，傷緣上皮增厚，一部分基底細胞與真皮脫離，向缺損區移行並發生分裂。同時來自動脈外膜和其他組織的纖維母細胞和來自血管損傷處的內皮細胞也開始大量增生。細胞增生形成新的組織，逐步填補創傷造成的缺損。

第二是纖維組織的增生。新的纖維組織在傷處起填充、支架和連接的作用。其組織內膠原纖維是決定張力強度和抗拉強度的主要因素，而膠原纖維主要由纖維母細胞、肌纖維母細胞等合成。

妨礙傷口癒合的因素，其實就是透過種種直接或間接的機制作用於這兩個過程的因素。目前公認的影響傷口癒合的因素包括：感染、異物存留或血腫、組織血液灌流不足、藥物、全身性疾病等。所有這些影響因素，都是一種病理狀態。

說那麼多，「深色食物」到底會不會影響傷口癒合呢？

只要是正常的「食物」，就不會。為什麼呢？因為以上兩個過程，無論是細胞增生的過程，還是膠原纖維合成的過程，既是創傷修復過程，同時也是人體中二十四小時持續不間斷進行的人體正常的組織更新過程。

假若某種物質會對這兩個過程產生可被觀察到的影響，那麼，我確定這個物質肯定不會是「食物」。無論它是深色還是淺色，它都必然是毒物而不是食物。影響前一個過程的物質，其毒性表現和各種抗癌藥物類似；影響後一個過程的物質，必然產生物質中毒的表現或者壞血病的表現。我不相信，這樣的東西能夠成為「食物」，能夠在現代這種嚴格的食品監管體系中存在而不被察覺。

那麼，深色食物會不會導致癒合後的創面顏色發黑呢？我們先來看看創面皮膚發黑的機制。

引起皮膚顏色發黑的物質，叫黑色素，黑色素是由存在於表皮中的黑色素細胞分泌的。當紫外線照射到皮膚上作用於皮膚基底層，肌膚就會處於「自我防護」的狀態，啟動酪氨酸酶的活性，以酪氨酸為材料生成黑色素。

淺表燒燙傷患者創面癒合後的黑色素沉澱，主要是皮膚的黑色素細胞受刺激所導致，多見於暴露部位。這種黑色素的沉積某種程度上是一種人體的自我防護機制，因為新生的皮膚比較嬌嫩，而大量的黑色素有助於對抗紫外線的損傷，其預防措施主要是避免日曬。如果皮膚損傷嚴重，黑色素細胞缺失，則不僅不會有黑色素沉澱，反而可能因為色素脫失形成白斑。

那麼，深色的食物，能否影響黑色素合成的兩個環節：作為合成材料的酪氨酸，和作為合成工具的酪氨酸酶呢？答案是否定的。

很多深色的食物中，確實富含酪氨酸，但是很遺憾，在很多非深色的食物裡面，酪氨酸的含量同樣豐富，而且，酪氨酸是一種可以自體合成的胺基酸。因此，透過食物的控制抑制黑色素的合成是不可能的。如果不信的話，你可以去海邊曬幾天太陽，我保證，就算你一點深色的東西都不吃，你也會全身發黑。

而酪氨酸酶就更不用考慮了，酶是一種蛋白質，它在胃腸道裡面會被分解，無法透過口服的途徑進入人體皮膚。

綜上所述，傷口癒合期需要避忌深色食物的說法，沒有任何科學道理，同時，它也未見於任何的創傷和燒傷治療指南當中。即使在筆者一直不怎麼感冒的中醫當中，亦未見傷口癒合期需避免深色食物之說。

所以放心吧，無論是燒傷還是其他外傷，無論手術前還是手術後，無論健康還是疾病，都無須因為食物顏色深而特別禁忌，你不會因此變成傳說中的黑臉包公。燒燙傷患者要避免癒合後的皮膚色素沉澱，只需要避免日曬就可以了。

23

千年女屍不腐之謎與膽管結石

解剖發現辛追夫人內臟保存完好，其食道、胃及腸內還有尚未消化的甜瓜子一百三十八顆半。在她的肺部，細如髮絲的迷走神經清晰可數。她體內各種細胞結構還能在顯微鏡下看到，紅細胞依然呈圓形，血管裡有凝固的血塊，血型為A型。

解剖同時發現辛追夫人患有多種疾病，也發現了她的死因。在辛追的膽總管和肝管匯合處各發現了一個黃豆大的結石，這兩個結石，被認為是辛追夫人死亡的元兇。

西元前二〇二年，西楚霸王項羽自刎烏江，曠日持久的楚漢相爭終於落下了大幕。踩著包括霸王在內的千萬人的屍骨，劉邦登上了皇位，建立了大漢帝國。

當上皇帝的劉邦，對那些和他一起打天下的功臣進行了分封，讓大家共享榮華富貴。其中一個叫吳芮的，被封為長沙王，以原秦代長沙郡建立長沙國。

吳芮據說是夫差的第七世孫，這個人有個非常大的優點，就是識時務。他原來是秦朝的番陽縣令，因在任深得民心，被尊稱為「番君」。後來陳勝吳廣起義，天下大亂，英布率領了一批修驪山陵墓的刑徒跑到他地盤上來，他覺得秦朝大勢已去，就聯合英布和自己的部下起兵反秦，還把自己的女兒嫁給了英布。秦朝滅亡後，他被項羽封為「衡山王」。後來楚漢相爭，他的地盤離漢地比較近，於是站在了劉邦一邊。項羽敗亡後，吳芮和各地諸侯及漢將相一起擁戴劉邦即皇帝之位，成為西漢開國的元勳。

劉邦一登上帝位，就頒布詔書，嘉獎吳芮：「從百粵之兵，以佐諸侯，誅暴秦，有大功。」並封其為長沙王，建立了長沙國。

吳氏的長沙國傳了五代四十六年，因為第五代武王無後，王國被取消。其中吳芮當了一年的長沙王就掛了，王位交給了兒子吳臣。

有了王國就得有丞相，約在漢高祖九年至十年，湖北人利蒼，偕妻子辛追，帶著剛滿周歲的兒子利豨來到長沙國，在第二代長沙王手底下任丞相一職。利蒼這人在歷史上聲名不大，但是他早年就跟漢高祖劉邦一起打天下。現在劉邦當了皇帝，他也熬出了頭。利蒼任職不久，鄰國淮南王英布叛變，英布是當時長沙王吳臣的姊夫。但在大是大非面前，親戚也就顧不得了。英布兵敗後，在利蒼的勸說下，吳臣發揮了父親識時務的優良傳統，誘殺了姊夫英布。而長沙國丞相利蒼也因此被封為軑侯，實現了人生的大跨越。

西元前一八六年，第一代軑侯利蒼去世，侯位傳給了兒子利豨。時年未滿三十歲的妻子辛追，從此過上了漫長的守寡生活。西元前一六八年，辛追的兒子、第二代軑侯利豨也去世了。利豨死後，他的兒子第三代軑侯離開長沙，到首都長安做官。之後，第四代軑侯又擔任過武官，因為擅自調兵而被判處死刑，遇到赦免才留了一條性命，不得不回到原籍。

在兒子去世五年後，西元前一六三年，五十歲左右的侯爵夫人辛追不幸去世。辛追死後舉行了隆重的葬禮，她和丈夫、兒子安葬在一起。她的墓室，後來被命名為馬王堆一號墓。為了安葬她，人們不得不打開她丈夫和兒子墳墓的封土，也就是後來的馬王堆二號墓和三號墓。

辛追的墓室極其奢華，足有三層，最外層是封土，中間是夯土，最內層是厚厚的白膏泥。棺槨的四周和頂部填充了一層三十多公分的木炭。白膏泥良好的防腐和隔絕空氣的能力加上木炭的吸附和防潮能力，妥善地保護了她的屍體，使得她的屍體一直沒有腐爛。

時光荏苒，整整二千一百年時間，辛追夫人就這樣一直靜靜地在自己的墓室中躺著。直到有一天，沉寂兩千年的墓室突然熱鬧起來。

一九七二年一月，考古學家對馬王堆漢墓進行發掘。四月二十八日，考古人員打開了辛追夫人的棺木，根據百度詞條「辛追」條目下的描述，眼前的場景令所有工作人員震驚不已：辛追的屍體外形完整無缺，全身柔軟而有彈性，部分關節尚能活動，眼睫毛及鼻毛尚存，左耳鼓膜完好，手指及腳趾紋路清晰，在往她體內注射防腐劑時，她的血管還能鼓起來。

辛追夫人的屍體一下成了國寶，時任中國國務院總理的周恩來親自批示要好好保護。為了進一步瞭解這個保存了兩千多年的屍體，國家組織醫學專家對屍體進行了解剖，解剖發現辛追夫人內臟保存完好，其食道、胃及腸內還有尚未消化的甜瓜子一百三十八顆半。在她的肺部，細如髮絲的迷走神經清晰可數。她體內各種細胞結構還能在顯微鏡下看到，紅細胞依然呈圓形，血管裡有凝固的血塊，血型為A型。

解剖同時發現辛追夫人患有多種疾病，包括冠心病、多發性膽結石、全身性動脈粥狀硬化症，她右上肺有結核病灶，右前臂曾經骨折，在直腸和肝臟內有鞭蟲卵、蟯蟲卵和血吸蟲卵，膽囊先天畸形。

說到這裡，給那些夢想穿越到古代的小清新提個醒，古人的健康狀況和衛生狀況是非常糟糕的。辛追的老公和兒子都不長壽不說，貴為侯爵夫人，辛追應該擁有當時普通人無法企及的醫療條件，但是她卻依然感染多種寄生蟲，疾病纏身，五十歲左右就撒手人寰。

解剖同時發現了辛追夫人的死因。在辛追的總膽管和肝管匯合處各發現了一個黃豆大的結石，這兩個結石，被認為是辛追夫人死亡的元兇。

說到膽管結石，忍不住又想吐槽一下上帝他老人家。我一直認為，上帝在造人的時候犯有很多失誤，而膽道系統的設計是其中之一。

肝臟是人體最重要的臟器之一，其功能包括代謝、解毒、吞噬免疫、凝血、造血，以及分泌膽汁等。而膽管，就是膽汁的通道，肝臟所分泌的膽汁，經過肝內各級微膽管不斷匯總流出肝外排入十二指腸。

肝內的這些微膽管，最終彙集成兩根，肝左葉的彙集成左肝管，肝右葉的彙集成右肝管，然後左肝管和右肝管又彙集成總肝管。這個匯合處以上的膽管，我們稱為肝內膽管，匯合處以下的膽管，我們稱為肝外膽管。

膽汁分泌後，不直接進入腸道，而是要儲存一段時間，這個儲存膽汁的構造，就是膽囊。膽囊發出一根細細的膽囊管與總肝管匯合，形成總膽管，膽總管繼續向下，進入十二指腸。總膽管內的膽汁在進入十二指腸前，需要經過一個狹窄的閥門，叫奥狄氏括約肌（Oddi）。

需要注意的是，肝臟的體積是很大的，幾乎橫跨整個上腹部，其重量也足有一．二～一．五公斤，但是作為整個肝臟膽汁出口的總肝管，卻只有區區〇．四～〇．六公分粗，而總膽管的直徑，也不過〇．六～〇．八公分。一個如此巨大而重要的臟器，只有這麼一個又細又長的羊腸小徑般的出口，就特別容易出問題。平時還能對付，一旦出現膽道結石，這細細的華山一條路一旦堵塞，就等於堵住了整個肝臟的出口，會導致嚴重的發炎和膽汁淤積。

膽道結石的成分最常見的有兩種：膽固醇結石和膽紅素結石。結石可以單發也可以多發，有時候甚至呈泥沙狀遍布膽道。根據結石所在部位不同，可以分為膽囊結石、肝外膽管結石、肝內膽管結石。

膽囊的結石比較多見，很多結石患者沒有明顯症狀或者僅有輕微的膽囊炎症狀。但是，如果結石堵住了膽囊出口，就會引起急性膽囊炎，表現為劇烈的膽絞痛和嚴重感染症狀，這種情況一般需要手術將膽囊及內部的結石一併切除取出。

肝外的總膽管和總肝管的結石，可以原發也可以是從膽囊或者肝內掉下來的。如果結石比較小，可以通過奧狄氏括約肌進入十二指腸，但當結石較大無法通過時，就會導致整個膽道出口堵塞，導致膽汁淤積和嚴重感染。患者會出現劇烈的腹痛、高熱，以及黃疸。如果梗阻不能及時取出，會危及患者的生命。

一旦出現這種情況，就需要緊急手術處理，打開總膽管，把結石取出。對於一部分膽道由於發炎而明顯狹窄或者肝內仍有結石可能會掉下來的，還需要切斷膽管，將膽管和腸管直接吻合，以免再次出現梗阻。

比較麻煩的是肝內膽管結石，這種結石既可以掉下來引起肝外膽道梗阻，也可以在肝內引起梗阻導致肝內的感染，長期反覆的炎症刺激還可能誘發癌變。

肝內膽管結石的麻煩在於：結石藏在肝內細小而且分支眾多的膽管內，而且往往多發乃至呈泥沙狀，很難取乾淨。對於這種情況，只能盡量取淨結石，同時做膽管和腸道的吻合術以免結石掉下來形成梗阻。對於結石比較集中的，可以考慮肝臟部分切除。

我們可以想像一下辛追夫人死亡前的場景：

在一個暑熱的夏天，年方五旬，因患有嚴重冠心病而行動不便的辛追夫人，想吃幾個甜瓜解暑。於是下人們趕緊用繩子把放在井中的甜瓜取出來奉上。在井中低溫下保存的甜瓜，是那個年代最好的解暑佳品。

冰冷的甜瓜吃下，辛追夫人感覺愜意了很多。但在這時候，她肝臟內的兩顆結石掉下來，一個堵住了總膽管，一個堵住了總肝管，梗阻導致了劇烈的疼痛。辛追夫人捂著自己的右上腹部，痛苦不堪。

在疼痛的刺激下，她那已經有嚴重疾患的心臟開始劇烈跳動並超負荷工作，而嚴重阻塞的心臟冠狀動脈無法為劇烈跳動的心臟提供足夠的血液和氧氣，心肌出現嚴重缺血。辛追夫人出現嚴重的心前區壓榨性疼痛和呼吸困難。

好在這個痛苦的過程沒有持續太長的時間，留在食道和胃內的瓜子表明辛追夫人的死亡過程很快。心臟的缺血引起嚴重的心肌梗死和心律失常，心臟無法維持正常的泵血功能，辛追夫人很快就閉上了眼睛。

而當時的醫生，對這一切茫然無知，直到兩千一百年後，她的死因才被現代醫學解開。

說起膽結石就不得不說說一種流傳廣泛的所謂「洗肝療法」或者「排石療法」，這種療法在歐美盛行多年，最近幾年開始傳到中國，反正我在微信朋友圈裡看到好幾回了。

這種療法有很多版本，但都大同小異，就是讓患者空腹喝大量橄欖油和檸檬汁。很多患者在接受「排石療法」後，會從腸道排出很多綠色的「石頭」，並由此相信膽石真的排出來了。

其實，早在二〇〇五年，就有外科醫生對這種療法進行了研究，研究結果發表在《刺絡針》雜誌上。根據成分分析和實驗驗證：這些綠色「石頭」是橄欖油中的三酸甘油酯被胃脂肪酶作用後形成的長鏈羧酸與檸檬汁中含有的大量鉀鹽發生皂化反應，產生大量不溶性羧酸鉀顆粒的結果，可稱為「皂石」。和膽結石沒有一毛錢的關係。

最後，我常忍不住想，古人花那麼多人力、財力給自己修建墳墓保存自己的遺體，到底圖個啥呢？無論是埃及的木乃伊，還是中國的歷代王陵，各種耗費鉅資的豪華墳墓，似乎從一修好開始就是給盜墓者和後世考古學家準備的。若辛追夫人知道兩千多年後自己遺體的命運，還會不會費盡心思給自己修這麼個墓呢？

辛追夫人還算幸運的，古代的埃及有錢人更慘，他們的木乃伊曾經被歐洲人當成藥品。據說有個國王身邊帶著一袋子木乃伊碎片，不舒服就啃兩口。

經常有人抱怨北京的墳墓太貴，死不起。其實呢，墓地的價格原本就該貴，對應房地產市場，這屬於別墅。經濟合用的葬法是花葬、樹葬、海葬、生態葬等。有些人就是希望買塊墓地安葬親人，這種需求無所謂對錯，但是想想辛追夫人和那些木乃伊的命運……

等我去世的時候，我先把身上能捐的器官組織都捐了，剩下的海葬。北京現在對選擇海葬的，每人補貼四千塊錢人民幣呢。

24

鄭莊公出生時的難產與人類演化的代價

既然正常的產道對一些孩子來說太小了，對這些難以娩出的孩子怎麼辦呢？還有一種思路是，既然明知道過不去，那索性我們就不讓這些孩子去擠那華山一條路了，直接把孩子從肚子裡拿出來吧，這就是剖腹產。

追溯歷史，剖腹產算是人類歷史上最悠久的手術之一了。早在西元前七〇〇年，古羅馬帝國就頒布法令，要求將妊娠末期死去的孕婦剖腹取出胎兒，然後才准安葬，這是世界上最早的剖腹產手術的紀錄。

中國歷史上有記載的春秋第一個霸主是齊桓公，但實際上，在齊桓公之前，鄭莊公就已經小霸中原。不過呢，由於他和周王室關係不好，曾經和周王室正面開戰不說，他手下大將射傷了周王，所以他的霸主地位沒有得到周王室的承認。

說起來，鄭莊公和齊桓公倒真有不少相同之處。首先，這兩個人為了君位都和自己兄弟發生過衝突，齊桓公小白是想方設法殺掉了自己的哥哥公子糾，而鄭莊公寤生則是趕走了自己的弟弟叔段。還有一個共同點是：兩個人在交班問題上都沒處理好，死後國家亂成一團，由盛而衰。

鄭莊公寤生和弟弟骨肉相殘，起源於他出生的時候。在古代，生孩子是女人的鬼門關，如果碰到難產，常常是母子雙亡，生頭胎尤其如此。而鄭莊公出生的時候，胎位不正，正常孩子都是腦袋先出來，偏偏他不走尋常路，腿先出來，造成了難產。

古代難產的孩子是非常不幸的，在沒有剖腹產技術甚至沒有現代接生技術的年代，很多孩子會和母親一起死去，還有一些能活下來卻變成沒媽的孩子。沒有媽已經夠可憐了吧，他們還往往被視為剋死母親的罪魁而受到各種歧視。

寤生同學這種任性的出生方式把母親整得死去活來，好在老天爺保佑，母子最終平安，而且小寤生後來發育得很好，沒有出現子宮內缺氧導致的腦癱之類。但是，被他折磨得死去活來的母親，卻從此非常討厭這個差點剋死自己的孩子，對他的喜愛遠不如對他的弟弟叔段——人家是順產。

問題是，寤生雖然是難產，但確實是嫡長子，寤生的老爸沒受過生孩子的苦，對這個兒子沒什麼偏見。雖然夫人一直吹枕邊風，他還是讓寤生繼承了君位。

後來的發展和那些狗血的宮廷劇劇情無異，叔段在母親的支持下覬覦王位，最後起兵造反。而寤生同學在一再忍讓後忍無可忍，率領正義之師削平叛亂，叔段也被迫流亡他國。

削平叛亂的寤生，非常生母親的氣，老子當年也不想腿先出來啊，你當娘的犯得著這麼對待親兒子嗎?於是放下狠話：不到黃泉不相見。

後來鄭莊公和母親都後悔了，開始顧念親情，但是礙於誓言不能見面。最後一個叫穎考叔的人出了個主意，讓鄭莊公挖個大隧道，一直挖到見到地下水，還把這地方當是黃泉。母子相見，共釋前嫌。這種解決問題的辦法頗有和鬼神耍無賴的嫌疑，要不怎麼說中國人聰明呢。

其實，也難怪寤生的母親受這麼大的刺激。在沒有現代產科技術的年代，女性尤其是初產婦生孩子是件很危險的事情，一旦遭遇難產，絕對是九死一生。寤生那樣母子平安的，只能說是幸運到極點。

幾百萬年前，人類從大地上站立起來，開始直立行走。直立行走解放了雙手，也促進了大腦的發育，但是，人類為了直立起來，也付出了很大的代價。

首先是人的脊柱。本來四肢著地的時候人的脊柱是做頂棚的，現在直立起來，一下子成了立柱了，這一下帶來了很多問題，椎間盤突出，是人類特有的疾病。尤其在腰椎位置，由於沒有其他骨性結構協助支撐，全身的分量都壓在幾根腰椎上，導致腰椎間盤突出和腰肌損傷成為臨床常見疾病。

直立行走引起的另外一個大問題，就是生育困難。人類直立起來以後，兩腿需要向中間併攏才能保持平衡。如果兩條腿分得很開，那你抬一條腿的時候，另一條腿就難以保持軀體直立。動物不存在這個問題，當動物抬起一條腿的時候，牠還有三條腿可以支撐。兩腿向中間併攏的結果，是限制了骨盆的寬度，而骨盆是胎兒娩出的必經之地。

更要命的是，隨著人類的演化，人的腦容量越來越大。腦容量大了，腦袋自然也越來越大。腦袋在變大而骨盆在變小，結果就是我們在產科常聽到的一個詞「頭盆不稱」，意思是相對於母親的產道來說孩子的腦袋太大了。在現代物質極大豐富的時代，孕婦的胡吃海喝，又容易導致胎兒體重過重，增加分娩困難。

怎麼辦呢？人類在演化中選擇讓孩子早點出生。對比一下其他哺乳動物我們可以看到，人類的孩子出生得實在太早了。其他的哺乳動物生出來就能走能跑，而人類的孩子是一個毫無自我保護能力的胎兒，需要母親辛辛苦苦養到三、四歲，才能像剛出生的小馬小牛一樣具備基本的活動能力。

但即便如此，生孩子對人類的母親依然是一個近乎極限的運動。胎兒要在母親的產道中變換多種姿勢，讓母親承受巨大的痛苦，才能娩出。古往今來，不知道有多少母親因為難產而受盡折磨死去。

人類的審美觀念，也和生育有著千絲萬縷的聯繫。胸大屁股大，一直是男性的主流審美標準。胸大，意味著營養良好發育成熟哺乳能力強，而屁股大意味著骨盆寬大生孩子較為容易。以往流傳的「屁股大好生兒」，其實非常有道理。

既然正常的產道對一些孩子來說太小了，對這些難以娩出的孩子怎麼辦呢？一種思路是：既然整個孩子出不來，那就把胎兒弄碎了出來，犧牲胎兒保全母親，這就是曾經流行過的毀胎碎顱術。還有一種思路是，既然明知道過不去，那索性我們就不讓這些孩子去擠那華山一條路了，直接把孩子從肚子裡拿出來吧，這就是剖腹產。某種程度上，剖腹產技術是人類在修正上帝的錯誤。

追溯歷史，剖腹產算是人類歷史上最悠久的手術之一了。早在西元前七〇〇年，古羅馬帝國就頒布法令，要求將妊娠末期死去的孕婦剖腹取出胎兒，然後才准安葬，這是世界上最早的剖腹產手術的紀錄。雖然當時的醫生們膽戰心驚地照章辦事，但母體死亡後，胎兒只能存活五到二十分鐘，手術取出的存活率基本為零。

真正意義上的剖腹產手術，可以追溯到十五世紀，據說有一個瑞士的閹豬匠老婆遭遇難產，請來巫婆施展各種法術均無效果。眼看妻子痛得死去活來，閹豬匠情急之下拿出閹豬刀來，憑藉多年工作積累的豐富經驗，斗膽剖開妻子腹部取出了胎兒，結果產婦和孩子均得以存活。

有比較確切記載的剖腹產手術，要到一六一〇年，兩位外科醫生耶利米·特勞特曼與顧斯給一位產婦施行了剖腹產手術，產婦在術後二十五天死亡，但嬰兒卻活了九年。由於技術和器材的落後，當時的醫生只知道切開腹壁和子宮，不懂得縫合子宮切口，而是聽任其自然收縮止血。大多數產婦在進行剖腹產手術後，不是死於出血就是死於感染。

一七六四年，美國的貝內特醫生在給自己的妻子做剖腹產手術時，嘗試用棉線縫合子宮切口，奇蹟出現了，出血止住了，母子均平安。此後剖腹產手術才得以逐漸推廣。

一八五二年，因為棉線容易斷也容易感染，美國醫生波林用銀線代替棉線，剖腹產的死亡率降至四五%～八〇%。

一八七六年，義大利醫生波羅在剖腹取出胎兒後，面對不斷出血的子宮束手無策，最後選擇了切除子宮。這種手術後來被稱為「波羅式剖腹產」並被競相效仿。波羅式剖腹產將產婦死亡率降到了二五%。但做過這樣剖腹產的女人，將永遠地失去懷孕的可能，因此該手術備受非議。

一八八二年，美國醫生薩恩格把孕婦的子宮前壁縱行切開，取出胎兒，然後將子宮的切口縫合起來，使得她們以後仍可再次妊娠、分娩，這是剖腹產歷史上的一個重要轉折。

一九一二年，克羅尼格首次施行子宮下段剖腹產術，對剖腹產術做出了革命性的貢獻。以後不斷改進手術方式，逐漸形成了現在的下腹壁橫切口子宮下段橫切剖腹產術。

一八九二年，一名二十九歲的廣州產婦被送到珠江邊上的美國博濟醫院。經過醫生的溝通解釋，產婦在氯仿麻醉下剖開子宮，順利取出一名四公斤重的女嬰。這成為中國第一例剖腹產手術。

那一年，十二歲的魯迅剛進入三味書屋讀書。那一年，二十六歲的孫中山在香港西醫書院畢業，正式成為一名醫生。那一年，一代將星劉伯承呱呱落地。

今天，剖腹產手術已經成為一項非常普及而且非常安全的手術，無數的母親和孩子因為這項技術而受益。

需要指出的是，剖腹產手術是有損傷的手術，對於那些適合順產的產婦，還是應該優先選擇順產。但同樣，妖魔化剖腹產，在需要剖腹產的時候拒絕剖腹產，是非常錯誤和危險的。

至於順產和剖腹產哪個更優越，這純粹是個傻問題和偽問題，合適的就是最好的，順產和剖腹產本就應對不同的情況，又哪來的優劣之分。順產和剖腹產，都有相當明確的指徵。無論是強求順產而拒絕剖腹產，還是強求剖腹產而拒絕順產，都是極其錯誤的。到底選擇順產還是剖腹產，應遵從醫生的意見，切不可因為偏見而自作主張。

25

小腿骨折如何要了秦武王的命？

小腿骨折聽起來好像不嚴重，但在缺乏現代醫學手段的情況下，導致死亡還真是很有可能的。小腿骨折可能引起的併發症有很多，其中可能危及生命的例如像是出血。骨折時，骨折端很容易刺破周圍的血管導致出血，如果不幸有大的血管破裂，就會出現難以控制的大出血。秦武王「血流床席」，失血性休克致死的可能性很大。

另外，還可能造成腔室高壓。腔室高壓的臨床表現之一就是持續的劇烈疼痛。秦武王死前「痛極難忍」，合併腔室高壓的可能性是很大的。

秦國統一天下，是一個漫長的過程，賈誼在《過秦論》中，是這樣寫的：「及至始皇，奮六世之餘烈，振長策而御宇內，吞二周而亡諸侯，履至尊而制六合，執捶拊而鞭笞天下，威震四海。」所謂的「六世餘烈」，是指孝公、惠文王、武王、昭襄王、孝文王、莊襄王六位先王。

說起來也真令人感慨，戰國大爭之世，有機會統一天下的國家其實不少。魏國、齊國、燕國、趙國都曾強盛一時，但最終一統天下的是秦國。秦國之所以能統一，除了秦孝公任用商鞅變法居功至偉，還有最難得的一點就是包括秦始皇在內的連續七代君主均非昏庸之輩，使得秦國新法新政始終能延續下去，沒有出現人亡政息的情況。這在以血緣決定繼承人的時代，相當不容易。某種程度上，秦國是勝在對後代的教育和繼承人的選擇上。以前看小說《東周列國志》，最大的感慨就是：孩子的教育問題很重要。

在秦國統一天下的七代君主中，未得善終的只有一個人，那就是秦武王嬴蕩。嬴蕩也算是一個猛人，他在位只有短短四年，但在位期間，他平定蜀國叛亂，攻取楚國商於之地建立黔中郡，拿下韓國重鎮宜陽，收三川之地，直入洛陽，以窺周室。

但嬴蕩有一個致命的弱點，就是好勇鬥狠。這一點放在一個將領身上不算什麼，但放在一國之君身上卻很致命。事實上，也正是這個弱點最終斷送了他的性命，而且他死得非常憋屈，是跟手下比力氣時自己砸斷脛骨死的。這種黑色幽默似的死法，能與之媲美的，大概只有掉到茅廁淹死的晉景公了。

西元前三一〇年，秦惠文王去世，武王嬴蕩登基即位。武王自幼身高體壯，勇武好戰，喜好跟人比角力。說實在話，這種性格其實不是很適合做國君，尤其是嬴蕩登基的時候只有十九歲，正是一個容易腦袋發熱好勇鬥狠的年齡。

登基後的秦武王性情依舊，他不喜歡張儀這種靠腦袋吃飯的謀臣，在眾人的慫恿下驅逐了對秦國有大功的張儀。同時按照自己的選材標準，將勇力過人的任鄙、烏獲、孟賁等人都提拔做了大官。

秦武王到了洛陽，見到了傳說中的九鼎。九鼎傳說是大禹統一天下後收九州貢金鑄成，是夏商周三代的鎮國重器，分荊、梁、雍、豫、徐、揚、青、兗、冀九鼎。秦國按照地理位置屬於雍州，所以秦武王對雍鼎特別感興趣，腦袋一熱非要試試雍鼎的輕重。

俗話說千金之子坐不垂堂，一國之尊玩這種危險遊戲實在有點不夠自重。對此，秦武王的兩個手下，任鄙和孟賁的表現截然不同，任鄙苦勸武王不要冒險，而孟賁卻是愛起鬨沒事生事的人，不僅不勸阻還自己衝上去先試了一把，結果勉強舉起。秦武王當時二十二歲，正是爭強好勝的年齡，也堅持去舉鼎，不想力盡脫手，砸斷脛骨，歷史小說《東周列國志》這樣寫道：「血流床席，痛極難忍，捱至夜半而薨。」

事後追究責任，起鬨的孟賁被滅族，而勸阻的任鄙則升了官。所以呢，跟著長官瞎胡鬧沒啥好結果。

秦武王這種死法，頗有些不作不死的意思。和關二爺攻打樊城的時候，只穿個胸鎧跑到城門前耀武揚威大罵鼠輩何不早降，結果被鼠輩一箭射中左臂一樣。

但是，很多人可能會奇怪，不就是一個小腿骨折嗎，怎麼就把堂堂一國之君的命要了呢？

你還別說，小腿骨折聽起來好像不嚴重，但在缺乏現代醫學手段的情況下，導致死亡還真是很有可能的。小腿骨折可能引起的併發症有很多，其中可能危及生命的主要有以下幾種：

第一是出血。骨折時，骨折端很容易刺破周圍的血管導致出血，如果不幸有大的血管破裂，就會出現難以控制的大出血。這種出血難以透過簡單的局部壓迫等方法止住，往往需要緊急手術結紮或者修補破裂血管才能控制出血挽救患者的性命。

很多人看多了武俠小說，覺得應該有種神奇的「金創藥」，往傷口上一倒，就能止住出血，但這在古代是不可能的。現代倒是有一種止血粉，可以快速凝結成凝膠堵住出血，但是也只限於緊急狀況下暫時封堵血管，最後傷口還是要手術處理。

在沒有現代止血技術，更沒有現代輸血技術和休克治療技術的情況下，持續不斷的出血最終將導致患者休克和死亡。秦武王「血流床席」，失血性休克致死的可能性很大。

第二是脂肪栓塞。管狀骨骨折的時候，因骨折處髓腔內血腫張力過大，骨髓被破壞，脂肪滴可進入血液循環，引起肺部、腦部脂肪栓塞。常見的栓塞部位為肺和腦。

肺栓塞表現：呼吸困難、發紺、心率加快和血壓下降等。腦栓塞表現為：意識障礙，如煩躁、昏迷、抽搐等。

脂肪栓塞的後果，取決於栓塞部位及脂肪滴數量的多少。若大量脂肪滴（九克～二十克）短期內進入肺循環，可引起窒息，或因急性右心衰竭死亡。

第三是腔室高壓。腔室是小腿的相對封閉的腔隙，骨折時，由於血腫、組織腫脹以及包紮過緊等原因，可導致腔室壓力升高。當壓力高到一定程度，就會壓迫肢體血管，導致肢體血液循環障礙，引發大範圍的肌肉壞死。而大範圍的肌肉軟組織壞死，又會產生大量毒素，導致患者腎臟等功能衰竭，最終導致患者死亡。

腔室高壓的臨床表現之一就是持續的劇烈疼痛。秦武王死前「痛極難忍」，合併腔室高壓的可能性是很大的。

解決腔室高壓的方法並不複雜，只要做個簡單的減張手術，切開皮膚及皮下組織，打開腔室，就可以減輕內部壓力，阻斷病情惡化。但古代的醫生是沒有這種理解和知識的。

第四當然是感染，包括普通的細菌感染和破傷風感染。古代沒有抗生素，沒有可靠的消毒手段，沒有無菌技術，嚴重的開放性骨折，在局部有大範圍血腫和壞死組織較多的情況下，很容易出現嚴重感染。一旦出現感染，輕則肢體喪失，重則性命不保。

隨著現代醫學的發展，對於上述這些併發症已經有了比較充分的認識和較為完善的預防處置手段，雖然嚴重脂肪栓塞這種併發症還會偶爾危及患者生命，但總體而言，只要處置及時得當，一個小腿骨折導致死亡的可能性已經非常低了。

感謝現代醫學，讓我們的生命比中醫時代的君王更有保障。

26

操縱帝王命運的天花：從順治之死談起

順治十八年正月初四，大臣們向皇帝問安時，得知皇帝身染重病。初七晚上，朝廷決定大赦刑獄，為皇帝祈求好運，接著又傳諭民間，不許炒豆點燈、潑水。天花當時稱「痘瘡」，有天花患者不能炒豆點燈和懷孕不能吃兔子以免兔唇，不能吃螃蟹以免胎位不正一樣，是中國特有的禁忌。據此可以推斷，順治皇帝得的是天花。

天花，是由天花病毒引起的烈性傳染病。天花病毒繁殖速度快，而且是透過空氣傳播，傳播速度驚人。

連努爾哈赤在內，清朝一共有十二位皇帝，其中娃娃皇帝足足有五位，這可謂中國歷史的一個異數。順治六歲登基，康熙六歲登基，同治六歲登基，光緒是四歲登基，宣統是三歲登基。十二個皇帝中壽命最短的是兩個年號中帶「治」的皇帝：同治和順治。這兩位都是幼年登基，都是年紀輕輕就得了「治」不了的病撒手西去：同治皇帝活了十九歲，而順治皇帝死時年僅二十四歲。

《清世祖實錄》中，只用了十一個字描述順治皇帝的死：「丁巳，夜，子刻，上崩於養心殿。」皇帝死得早，本來就容易有各種猜測和傳聞，正史的這種模糊記載，更是為各種八卦的流行創造了良好的條件。順治皇帝死後，其死因民間有很多種傳說，最流行的就是順治皇帝其實沒有死，而是因為心愛的董鄂妃死後，心灰意冷看破紅塵，去五台山出家當了和尚。這個傳說在民間頗有市場，很多文學作品中都有流傳，其中包括金庸大俠的《鹿鼎記》。

其實呢，順治皇帝在董鄂妃死後確實有過出家的念頭，還命令茆溪森和尚為他剃度，把皇太后氣得夠嗆，最後搬來了茆溪森的師父玉林通琇和尚出馬，總算把這事給阻止下來。順治無奈放棄了出家的念頭，讓自己的貼身太監吳良福替自己出家。

順治皇帝搞的這一齣可能很多人似曾相識甚至經歷過。年輕人失戀了想不開，要死要活要絕食，聲稱自己看破紅塵四大皆空的實在屢見不鮮。順治皇帝貴為九五之尊，但也只是個二十歲的大孩子，免不了和現在的年輕人一樣偶爾鑽個牛角尖，鬧騰一陣子也就過去了。

根據史料記載，順治應該是死於天花。

關於順治皇帝的病情，有兩個當事人的記載應該是最為可靠的，一人是身為清廷中書舍人的張宸，中書舍人這個職位類似於政府主祕，負責書寫誥赦、制詔、銀冊、鐵券等，職位不高卻能接觸權力核心，知道很多外人不知道的事情。張宸筆記中記載：順治十八年正月初四，大臣們向皇帝問安時，得知皇帝身染重病。初七晚上，朝廷決定大赦刑獄，為皇帝祈求好運，接著又傳諭民間，不許炒豆點燈、潑水。天花當時稱「痘瘡」，有天花患者不能炒豆點燈和懷孕不能吃兔子以免兔唇，不能吃螃蟹以免胎位不正一樣，是中國特有的禁忌。據此可以推斷，順治皇帝得的是天花。

還有一份記載來自於當時的保和殿大學士兼禮部尚書王熙，《王熙自撰年譜》中記載了順治臨終時讓他撰寫遺詔的事情。書中提到，順治十八年正月初七，順治帝突然午夜急詔他入宮，對他說：「朕得了天花，即將不久於人世，你要詳細記住我的話，馬上擬定詔書。」這份記載與張宸的記載互相印證，應該是可信的。不過對於那份洋洋灑灑給自己羅列了足足十四條罪狀的遺詔，說什麼我也不信這是順治皇帝自己的意思。要知道皇帝當時已經病危瀕死，實在沒有可能有條有理地做這麼深刻全面徹底的自我批評。

除了這兩條直接的記載，還有一些間接的證據可以證明順治皇帝確實死於天花。

首先是順治皇帝的遺體處理方式。順治皇帝是火葬的，而且不僅遺體，連皇帝用過的東西都一起燒掉了。順治選擇火葬，按照習俗並非說不過去，清朝入關前採用的就是火葬的方式。但順治死的時候，清朝入關時間已經不算太短，受漢族習俗影響已經很大。順治皇帝對漢臣也多有倚重。順治陵墓早在十年前就開始修建，陵墓和葬禮基本都採用漢族傳統制度，順治皇帝之後也沒有哪個皇帝再選擇火葬，所以順治的火葬還是顯得有那麼一些怪異。但是如果順治是死於天花這樣的惡性傳染病，那選擇火葬就容易理解多了。

還有一個就是繼承人的選擇，中國皇朝選擇繼承人的原則是：有嫡立嫡，無嫡立長。而順治在沒有嫡子的情況下，既未立長也未立幼，選擇的繼承人是自己的第三子玄燁，也就是後來的康熙皇帝。選擇玄燁做繼承人的一個極其重要的原因，史書中記載得清清楚楚：他得過天花。人得過天花後，就獲得了對天花病毒的長期免疫力，玄燁得過天花，以後就不會再有出天花的危險。

天花，是由天花病毒引起的烈性傳染病。天花病毒繁殖速度快，而且是透過空氣傳播，傳播速度驚人。患者感染天花後，一般有七～十七天的潛伏期，此後會出現高燒、頭疼等全身感染症狀，一般二～三天後面部、手部、腿部出現天花紅疹，出疹數天後開始化膿，第二個星期開始結痂，此後的三～四週慢慢癒合。天花的死亡率高達三〇%，一般在十～十四天死亡，部分重症患者三～五天就會死亡，死亡的主要原因是無法控制的毒血症和大出血。痊癒者往往身上遺留斑片狀瘢痕，也就是俗稱的「麻子」。

天花在人類歷史上是赫赫有名的殺手。整個十八世紀歐洲死於天花的人數，估計為一・五億人。新大陸被發現後，天花被殖民者帶到了美洲，美洲與世隔絕，居民從來沒有接觸過天花，對這種病毒幾乎完全沒有免疫力。有人認為，美洲八〇%～九〇%的原住民死於天花。此後這個悲劇又在澳大利亞重演，殖民者帶去的天花病毒，導致了澳大利亞五〇%的原住民死亡。

在天花的犧牲者名單中，不乏位高權重的帝王。羅馬皇帝馬可・奧里略（Marcus Aurelius）、英國女王瑪麗二世、德國皇帝約瑟夫一世、法國皇帝路易十五、俄國沙皇彼得二世均死於天花。

清朝和天花也有著不解之緣，清朝的十二個皇帝竟然有四個感染過天花，分別是順治、康熙、咸豐和同治，其中順治和同治直接死於天花。除了皇帝之外，八大鐵帽子王之一、努爾哈赤的第十五子多鐸，以及順治皇帝最寵愛的董鄂妃，也是死於天花。

清僻處關外，與中原交流極少，雖然不像美洲原住民那樣對天花毫無抵抗力，但也是談花色變。《清世祖實錄》中記載：順治元年，清朝軍隊準備入關。大軍出發在即，肅親王豪格卻心驚膽戰地對另一位將軍說：「我未經出痘，此番出征，令我同往，豈非特欲置我於死地乎？」而《清史稿》稱：「滿洲兵初入關，畏痘，有染輒死。」可見天花對清朝軍隊的殺傷力之大。

對於天花這種惡性傳染病，無非就兩個辦法：一個是被動躲避，一個是主動建立免疫力。

從皇太極到順治，一遇到天花流行，就要跑到人跡罕至的山裡去「避痘」。玄燁出生後為免感染天花，也是抱到宮外福佑寺撫養，直到兩歲時他感染天花病並痊癒，才被允許搬回宮內居住。

但這種被動的躲避實在是防不勝防，天花傳染性極強，可以經過空氣飛沫傳播，而且天花病毒的生存能力極強，能耐乾燥和低溫，在痂皮、塵土和被服上可存活數月至一年半之久。順治皇帝躲來躲去，最終也沒躲過。

除了被動躲避，還有一種辦法是主動建立免疫力。天花雖然危險，但有一個好處，得過天花的人會產生長期的免疫力，不會再感染天花病毒。於是，就有了人痘——讓人主動感染天花病毒，並由此建立長期的免疫力，保證今後不再被感染。

我一直認為，最初的人痘可能來自貧困社會理性而殘酷的選擇。把一個孩子養大非常不容易，如果好不容易把孩子養大再得天花死亡，那對家庭來講就是一種極大的損失。與其如此，還不如在孩子小的時候就主動感染一次天花，如果孩子能活下來，那就獲得了永久免疫力，如果活不下來，也避免了家庭後續的撫養開支。在這種情況下，一些人可能嘗試主動利用天花患者身上採取的痂皮、膿疱液或者患者穿過的衣物作為載體，將「痘」種到健康的孩子身上，讓孩子主動感染天花並獲得免疫力，這就是人痘的起源。

不同的天花病毒株毒力並不完全相同，患者發病相應有輕有重。選擇痘苗的過程，其實也是一個人擇的過程。如果我們選擇從病情最輕微的患者身上採取痘苗接種給許多正常人，再從這些感染者中選擇反應最輕微的人作為新的痘苗供體接種給另一批人，如此不斷反覆，我們就可以選擇出毒力越來越低、越來越安全的痘苗。

在實際操作過程中，早期的種痘人雖然不瞭解這些原理，但他們毫無疑問會傾向於選擇那些病情較輕的患者作為痘苗的供體，這樣隨著時間的推移，人類就慢慢獲得了相對安全的低毒痘苗。人痘法在康熙時代走入宮廷，並逐漸從中國傳向世界，期間被不斷改良，成為人類對抗天花的第一個重要武器。

應該說，人痘是人類歷史上第一種有據可考的疫苗，也是中國人的驕傲。

但是，人痘法有難以克服的致命缺陷，首先是安全性。人痘是活的天花病毒，減毒減得再好，也難以保證絕對安全，每一百個接種人痘者中，就會有二～三人死於接種導致的天花。此外，人痘的防護率也不是一〇〇％。一七二三年波士頓天花流行中，沒有接種的人患天花的死亡率為一五％，接種人痘的死亡率為二％。

最後，一個很重要的問題是：由於人痘是活的天花病毒，接種過程其實就是感染天花病毒的過程，被接種者其實就是天花患者，這有可能人為地造成天花病毒的流行。為解決這個問題，歐洲首創了「通風屋」制度，讓接種者留在屋內觀察直到感染風險過去，這大大增加了接種的花費。

以上種種，大大限制了人痘的使用，而天花也依然日復一日地肆虐和收割無數的生命，直到一個人用自己的智慧和努力改寫人類苦難的歷史。

一七四九年，英國格蘭特郡的一個普通教師家庭裡，出生了一個後來成為天花終結者的男孩，他的名字叫愛德華．金納（Edward Jenner）。

金納小時候接種了人痘，這段可怕的經歷給他造成了巨大的痛苦，並留下了耳鳴的後遺症。金納小時候的玩伴皮克，則在接種人痘後死去。

金納後來成了一名醫生，十八世紀七〇年代，在給別的醫生當學徒期間，金納注意到了一個歐洲流傳已久的傳說：放牛郎和擠奶姑娘不會得天花。

牛痘，即牛天花，並不常見，但一旦傳入牛群就會感染許多頭牛，牛的乳房會出現局部潰瘍，會影響牛的健康和產乳。破口的地方傳染性很強，給這種牛擠奶後很容易感染牛痘病毒並出現手部的膿皰或者潰瘍。

牛天花病毒幾乎是上帝餽贈給人類的對抗天花的終極疫苗武器，它對人致病力極弱，只有少數患者會出現低熱和全身不適，但不會致死；它與人天花病毒有相同的抗原，人感染它後就會獲得對天花病毒的長期免疫力；它不透過空氣呼吸傳播，只能透過人與人接觸傳播，而且必須有皮膚的潰瘍或者破口。

金納以一個醫生的嚴謹，對牛痘進行了近二十年的觀察和研究，在確信自己有足夠把握後，一七九六年五月十四日，他從一個叫薩拉．內爾姆斯的姑娘手腕上的一個牛痘膿皰中取出痘苗，接種到一個叫詹姆斯．菲利浦的男孩手臂上的兩個小小的人工傷口上，孩子僅有輕微的不適症狀。一七九六年七月一日，金納再次給這個孩子接種了人痘疫苗，孩子沒有出現任何感染徵象。

一七九八年，金納發表了他那篇偉大的著作：《牛痘的起因與後果——英格蘭西部某些郡的調查》。此後又相繼發表了《牛痘的進一步觀察》和《與牛痘相關的事實和後續觀察》。雄文三篇，字字千金，人類終於敲響了肆虐千年殺人無數的惡疾天花的喪鐘。

牛痘安全，效果好，適合大規模接種，其唯一的缺點，就是在當時的技術條件下只能做臂對臂的接種，即將痘苗從一個人接種後形成的膿皰中取下來接種給另外的人，待後者長出膿疱，再作為痘苗來源給其他人接種，接種部位一般為臂部。

在各國政要，包括拿破崙、亞歷山大一世、傑弗遜、卡洛斯四世的大力支持下，牛痘接種法迅速在歐洲和全世界推廣開來。

一八〇三年，二十二個沒得過天花的孩子從西班牙出發駛向南美洲，其中兩人接種了牛痘疫苗。航程中，每隔十天，就有兩個沒種過痘的孩子由種過痘的孩子接種，以保證痘苗在到達委內瑞拉卡拉卡斯港時仍有活力。

在卡拉卡斯，遠航隊兵分兩路，其中一路帶著二十六個孩子，以同樣的方法繞過合恩角，到達菲律賓、中國澳門和廣州。

一八〇五年，也就是嘉慶十年，金納發明牛痘僅九年後，牛痘法傳入了人痘法的起源地中國。

一八七五年，中國同治皇帝因天花去世，此時牛痘法傳入中國已經整整七十年。當同治皇帝感染天花後，皇宮裡採取的應對措施依然如兩百一十四年前順治死時一樣：禁止炒豆，送痘神娘娘。

一九四八年，世界衛生組織成立，天花被列為第一要控制的世界性疾病。

一九五〇年十月，剛成立的新中國中央人民政府政務院發布了由周恩來總理簽發的《關於發動秋季種痘運動的指示》，做出在全國各地推行普遍種痘的決定。到一九五二年，全國各地接種牛痘達五億多人次。

一九六一年，中國最後一例天花病人痊癒，天花在中國絕跡。

一九六六年，第十九次世界衛生大會通過了消滅天花的決議。

一九七五年底，天花在亞洲絕跡。

一九七七年十月二十六日，全球最後一名天花患者，索馬利亞炊事員阿里・馬奧・馬阿林被治癒。

一九八〇年五月八日，世界衛生組織在肯亞首都奈洛比宣布，危害人類數千年的天花已經被根除。

從金納第一次給那個勇敢的小男孩接種牛痘，到最後一個天花患者痊癒，時光過去了整整一百八十一年。

消滅天花，是迄今為止人類面對疾病取得的最完美的一次勝仗，可惜勝利來得還是有些晚。一九七七年人類消滅天花時，現代醫學免疫學之父金納，已經去世足足一百五十四年。

王師北定中原日，家祭無忘告乃翁。

目前，世界上有兩個戒備森嚴的實驗室裡保存著少量的天花病毒，它們被冷凍在攝氏零下七〇度的容器裡，等待著人類對它們的終審判決。這兩個實驗室一個在俄羅斯的國家病毒與生物科技研究中心，另一個在美國亞特蘭大的疾病控制與預防中心。

但，這只是明的，那些超級大國的生化武器庫裡到底保存著什麼東西，只有天知道。

我知道的是，包括中國在內的很多大國依然儲備著天花疫苗，時時提防著那個收割了數以億計生命的魔鬼再次現身。

27

同治皇帝是死於梅毒嗎？

同治皇帝的疾病是以出疹開始的，就算是梅毒的話也應該是第二期梅毒。二期梅毒很少致人於死，雖然有時會有低熱等症狀，但一般很快就會自行消退，所出的皮疹一般也不痛不癢，經過一段時間自行消退。同治皇帝是青壯年，就算是二期梅毒，死亡機率也很低。

梅毒致死一般是在三期梅毒，而梅毒發展到三期至少是感染梅毒數年以後，同治皇帝死時年僅十九歲，從時間上算也不合理。綜合分析，同治皇帝並非死於梅毒，而是死於天花繼發的嚴重皮膚軟組織感染和敗血症。

同治皇帝愛新覺羅・載淳（一八五六～一八七五年），也稱穆宗，是清朝入關後的第八位皇帝，同時也是清朝歷史上最短命的皇帝。

同治皇帝十八歲親政，十九歲就掛了，政治上幾乎沒有什麼建樹，但是他的父母在政治上卻是很極品的人物。

同治的父親咸豐皇帝是個極品苦命的人物。公平地說，咸豐皇帝遠遠算不上英主明君，卻也不是昏庸到家，如果是太平盛世他完全可以安安穩穩地做個守成皇帝。但是他實在太倒楣了，中國歷史上規模最大的農民起義讓他趕上了，西方工業革命後的列強入侵也讓他趕上了。這種三千年未有之變局，毫無疑問超出了咸豐皇帝的駕馭能力。

咸豐皇帝二十歲即位，他登基不久就發生了太平天國農民起義，將大清朝搞得焦頭爛額。之後又有第二次鴉片戰爭，戰爭中咸豐皇帝處置失措，敵人兵臨城下之時更是毫無骨氣地逃離京城。英、法聯軍占領北京火燒圓明園，逼迫清政府簽訂《北京條約》，這成為咸豐抹不去的汙點和奇恥大辱。

經歷巨大打擊的咸豐皇帝，徹底喪失了進取心，日日「以醇酒婦人自戕」，還自暴自棄地自稱「且樂道人」。幸虧他死得早，不然大清朝說不定在他手上就亡了。

而同治皇帝的生母，則是大名鼎鼎的慈禧太后。咸豐皇帝死後，年僅六歲的同治皇帝即位。慈禧太后聯合奕訢發動政變，將咸豐指定的八大顧命大臣一網打盡，掌握了政權。在慈禧太后的治理下，曾國藩於同治三年將太平天國運動鎮壓了下去。接著李鴻章率淮軍於同治七年將捻軍也鎮壓了下去。

同時，曾國藩、李鴻章、左宗棠等一批開明的漢族大臣開始了「洋務運動」，洋務運動的核心宗旨是「中學為體，西學為用」，希望在不變革政治體制的情況下，引進西方現代工業技術以實現國家富強。洋務運動建立了新式軍備中心，並創辦了一些為它服務的民用工業、交通運輸業。同治十一年，中國第一次派遣幼童赴美國留學。在慈禧太后的治理下，清朝江河日下的勢頭竟然被扭轉，出現了所謂的「同治中興」。

同治十二年，年滿十八歲的同治皇帝親政，慈禧太后退居二線。然而這位年輕皇帝的表現卻令人搖頭不已。他即位之初就鬧騰著花費鉅資修頤和園，遭到群臣激烈反對，他竟然降旨革去一班重臣職務，幸虧慈禧太后及時阻止，才收回成命。如果不是同治死得早，他恐怕又是一個大大的昏君暴君。同治死後，慈禧太后再次垂簾聽政。說實在話，慈禧太后也有很多問題，尤其是她執政的後期更是昏招迭出，但是，我覺得她總比同治皇帝強些。

同治皇帝十九歲因病駕崩，正史記載死於天花，但坊間多有傳言稱其死於梅毒。著名歷史學家蕭一山在他一九二三年所著的《清代通史》裡，也再三強調了同治帝就是死於梅毒。另外，同治皇帝主治御醫李德立的兩位曾孫李鎮和李志綏分別撰文稱，祖上口傳祕聞，同治帝死於梅毒。

那麼，同治皇帝到底是否死於梅毒呢？我們先看看後來成為同治皇帝老師翁同龢的日記，翁同龢的人品口碑一貫很好，而且我們也想不出他在私人日記裡面全面而完整地偽造大清皇帝病情的理由，所以他的記載應該是可信的。

根據翁同龢的日記，同治皇帝的病情經過大體是這樣的：

十月二十一日：西苑著涼；十月三十日：今日發疹。十一月初二日：聞傳蟒袍補褂，聖躬有天花之喜。

十一月初八日，翁同龢見到皇帝，「花極稠密」；十一月初九日，翁同龢再次親見皇帝，「氣色皆盛，頭面皆灌漿泡飽滿」。

十一月二十三日：「晤太醫李竹軒、莊某於內務府坐處，據云：脈息皆弱而無力，腰間腫處，兩孔皆流膿，亦流腥水，而根盤甚大，漸流向背，外潰則口甚大，內潰則不可言，意甚為難。」

十一月二十八日：太醫云：「腰間潰如椀，其口在邊上，揭膏藥則汁如箭激，丑刻如此，卯刻復揭，又流半盅。」二十九日再記：「御醫為他揭膏藥擠膿，膿已半盅，色白而氣腥，漫腫一片，腰以下皆平，色微紫，看上去病已深。」

而現存的同治皇帝脈案記載：十一月二十九日「牙脹面腫」；三十日「面頰腫硬，

牙浮口黏」；十二月初一日「面頰硬腫，牙齦黑糜口臭」；初二日「各處痘癰俱見正膿，唇腮硬腫，牙齦黑糜，舌乾口臭，大便黑黏」；初四日「牙齦黑臭，勢恐口疳穿腮，毒熱內擾」。這一天，御醫確診為走馬牙疳。

同治十三年（一八七四年）十二月初五日，同治帝在皇宮養心殿銜憾而去。

綜合上述的記載，很明顯，同治皇帝並非死於梅毒。在做詳盡分析前，我們先談談梅毒。

梅毒的致病原，是一種稱為梅毒螺旋體的微生物。一四九二年，哥倫布發現了美洲並從美洲帶回來了梅毒。關於哥倫布帶回梅毒的方式，有兩種不同的說法：一種認為是哥倫布隨船帶回來準備做奴隸出賣的印第安青壯年先傳給了見獵心喜的西班牙貴婦，一種認為是和印第安女性發生關係的水手感染梅毒並帶回西班牙。

一四九五年，法王查理八世組織軍隊進攻義大利的那不勒斯，一批西班牙人參加了他的軍隊，這場戰爭的結果是法軍士兵和那不勒斯軍隊中梅毒的流行。戰爭結束後，法軍又把梅毒帶回了國內。所以，當時法國人稱之為西班牙病，義大利人稱之為法國病。再往後，梅毒根據傳播途徑獲得了更多的名字，德國、波蘭稱之為法國病，俄羅斯稱之為波蘭病，阿拉伯人稱為基督徒病，中國人稱為廣東瘡，而日本人稱之為中國瘡。

梅毒是一種非常成功的傳染病。之所以說它成功，是因為它能成功地做到和宿主長期共存，而這種共存方式，又有利於它的進一步傳播。梅毒的傳播方式主要是性接觸傳播，此外還可以透過母嬰垂直傳播和體液接觸傳播。

在沒有現代醫學手段治療的情況下，梅毒一般分為三期。

一期梅毒的指標性臨床特徵是硬性下疳。所謂硬性下疳是一種好發於外生殖器的潰瘍，潰瘍高出皮面，不痛不癢，邊界清晰，常為圓形或橢圓形。硬性下疳在感染梅毒後七～六十天出現，一般持續四～六週後可自癒。

此後患者進入四～十個星期的無症狀期，患者與健康人無異。無症狀期過後患者會發展為二期梅毒。

二期梅毒的主要表現是梅毒疹。梅毒疹多種多樣，最常見也最有代表性的是斑疹，也稱玫瑰疹。玫瑰疹為紅色圓形或橢圓形的紅斑，有些像梅花形狀，不痛不癢，這也是「梅毒」這一風雅稱號的來源。梅毒疹出疹前可有流感頭痛、低熱、四肢痠困等前驅症狀，持續三～五日，皮疹出後即消退。疹多先發於軀幹，漸次延及四肢，可在數日內滿布全身，但頸、面發生少。斑疹經數日或二～三週逐漸消退，然後進入三～十五年，最長可達四十六年的漫長潛伏期。

潛伏期過後就是毀滅性的三期梅毒，三期梅毒有三種類型：梅毒腫性梅毒、神經性梅毒，以及心血管梅毒。這期的梅毒會嚴重損害全身各個器官，最終導致患者死亡。

在我們瞭解了上述知識後，我們再回過頭來分析一下同治皇帝的病情。

首先，如果同治皇帝得的是梅毒，那麼他必然有感染途徑。考慮到他的年齡和身分，母嬰垂直傳播和體液傳播都基本可以排除，唯一可能的感染途徑應該是性接觸傳播。相傳，同治皇帝是微服出宮嫖妓染上梅毒的，那麼這種可能性有沒有呢？

應該說可能性很小。且不說後宮佳麗三千，身為皇帝不會缺了性伴侶。即使他真覺得家花不如野花香，非要出去拈花惹草也不太可能，要知道，同治皇帝和光緒不一樣，他可是慈禧太后的親生兒子，而且是唯一的親生兒子。有個這麼強勢的親媽在這裡，想避開慈禧的耳目去逛妓院實在不太可能。

同治皇帝死時，才親政一年，親政後雖然有了些權力，但老媽慈禧正當壯年，威權尚在，他身為一國之君想自由自在地出去嫖妓也不是容易的事。就算偷偷溜出了皇宮，他恐怕也不知道該去哪兒。歷史記載，同治皇帝曾經和恭親王的兒子出去逛過，但恭親王的兒子不敢隱瞞，回去跟老爸老老實實地交代了，為此同治還被恭親王當面責備搞得下不了台。陪皇帝出趟皇宮都趕緊回家向老爹彙報，這樣的乖孩子敢膽大包天帶皇帝去嫖妓，恐怕是沒人信的。

再者，同治皇帝如果感染了梅毒的話，他應該有一期梅毒發作的病史。一期梅毒主要表現為外生殖器不痛不癢的潰瘍，可自行痊癒。我們很難想像，一個十幾歲的男孩子發現生殖器上長個潰瘍竟然不當回事不找醫生看。而且梅毒在當時也不是什麼罕見病，太醫應該很容易就診斷出來，在這個基礎上，同治皇帝再次發作時醫生應該已經有了準備。即使太醫不敢說是梅毒，隨便編個什麼其他名目隱瞞過去，這病情的記載總該是有的，但是這個在歷史和脈案中毫無記載。

同治皇帝的疾病是以出疹開始的，就算是梅毒的話也應該是第二期梅毒。二期梅毒很少致人於死，雖然有時會有低熱等症狀，但一般很快就會自行消退，所出的皮疹一般也不痛不癢，經過一段時間自行消退。同治皇帝是青壯年，就算是二期梅毒，死亡機率也很低。梅毒致死一般是在三期梅毒，而梅毒發展到三期至少是感染梅毒數年以後，同治皇帝死時年僅十九歲，從時間上算也不合理。

那麼，同治皇帝死因到底是什麼呢？

翁同龢記錄的同治皇帝「花極稠密」，「頭面皆灌漿泡飽滿」，均符合天花的表現。天花在清朝也是常見病，太醫們對天花應該還是不會誤診的。

天花會引起嚴重的高熱，並可引起包括敗血症在內的多種併發症。在患者體質極其虛弱而且沒有現代消毒措施的情況下，天花引起的膿疱疹很容易發展成皮膚軟組織感染。同治皇帝「腰間腫處，兩孔皆流膿，亦流腥水，而根盤甚大，漸流向背，外潰則口甚大，內潰則不可言」，這是典型的嚴重軟組織感染和膿腫形成的表現。感染的範圍已經非常大，從腰部蔓延到背部。患者部分膿液雖然經破潰流出，但是由於感染範圍巨大，大量壞死組織和膿液積存在組織內，一方面使得感染難以控制，另一方面也導致大量毒素被吸收，對患者體內外造成持續不斷的沉重打擊。

這種感染如果放到現代，還是有辦法解決的。將感染部位切開，清除壞死組織，通暢引流，一方面有利於感染局限，一方面有利於減輕全身症狀，再配合使用抗生素，是可以挽救患者生命的。而太醫所採取的保守敷藥的措施，對於這種大範圍的感染根本不可能有實質性的效果。

這種局部感染越來越嚴重，大量的細菌和毒素不斷進入血液，會對患者多個臟器造成嚴重損害。由於體質越來越差，患者的抵抗力也越來越弱，口腔等部位的常住細菌和經血播散的細菌會使患者體內出現新的感染病灶。同治皇帝死前出現的走馬牙疳，其實就是壞疽性口炎，也就是口部組織出現嚴重的感染。這種感染的播散，說明患者的體質已經極其虛弱。

這種口部軟組織的感染會導致口內嚴重腫脹，嚴重影響患者的進食及呼吸，導致患者病情快速急劇地惡化。而同治皇帝出血黑便，表明已經出現應激性潰瘍出血乃至彌散性血管內凝血。這都是嚴重感染患者末期的表現。

因此，綜合分析，同治皇帝並非死於梅毒，而是死於天花繼發的嚴重皮膚軟組織感染和敗血症。

除了同治皇帝，還有一個被安上梅毒帽子的名人——他就是大名鼎鼎的五星上將麥克阿瑟。韓戰中，麥克亞瑟被中共志願軍打得顏面盡失，因此有美國人說，麥克阿瑟在占領日本期間從日本慰安婦那裡感染了梅毒，在韓戰期間，麥克亞瑟的梅毒發展到了神經梅毒的階段，使得他喪失了判斷力。

這也是謠言。最早誕生能有效治療梅毒的藥物，是一九一〇年上市的灑爾佛散（Salvarsan，又名「606」），而治療梅毒的特效藥物青黴素開始大規模生產應用是一九四二年。青黴素臨床應用後，梅毒就再也不是可怕的不治之症了。麥克阿瑟占領日本是一九四五年，即使他真的從日本慰安婦那裡感染了梅毒，也可以被治癒，絕不至於發展成神經梅毒。事實上，麥克阿瑟是八十四歲時死於膽結石。

某種意義上說，韓戰是新中國的立威之戰，經過這場戰爭，無論是敵人還是盟友，都不得不對中國刮目相看。這是一場不平衡的較量，一方是全世界最強大最富裕最發達的美國，一方是積貧積弱百年任人欺凌宰割的中國；一方是武裝到牙齒的聯合國軍，一方是連棉衣都供應不上的中國志願軍。

也許，對很多美國人來說，這個結果匪夷所思到了只有他們的統帥有神經梅毒才能合理解釋。

28

光緒之死與歷史上那些大名鼎鼎的毒藥

其實作為殺人毒藥，砒霜，即三氧化二砷，可謂是使用悠久廣泛的「居家旅行、殺人滅口必備良藥」。

純的砒霜是白色的粉末，與麵粉、澱粉、精鹽和鹼粉非常相似，易於偽裝。砒霜無色無味，投毒不易被發現。砒霜的毒性很強，進入人體後能破壞某些細胞呼吸酶，使組織細胞不能獲得氧氣而死亡，在沒有特效解藥的古代，中毒後極難生還。砒霜易於偽裝，不易發現，毒性強，只需極小劑量，死亡率高，而且死前極其痛苦，能滿足投毒者的報復欲望，再加上價格低廉容易獲得，這樣的毒藥當然就會成為首選。

一九〇八年十一月四日，年僅三十七歲的光緒皇帝去世。在他死後第二天，執掌中國最高權力近半個世紀的慈禧太后死去。又過了四年，清帝退位，清朝滅亡。

讀中國的近代史，經常唏噓不已。晚清時期的中國，用李鴻章的話說，處在數千年未有之變局。中國內憂外患，積貧積弱，列強刀俎，中華為魚肉，但是中國並非完全沒有機會振作自強。中國也有曾國藩、李鴻章、袁世凱等一大批胸有韜略、腹有才華的能臣，也有洋務運動這樣大規模的現代技術引進，也建立過北洋艦隊這樣強大的水師，也曾內平叛亂外勝強敵，甚至有中興氣象。

但這一切都沒有阻擋這個帝國的沒落和滅亡，因為當時統治大清帝國的兩個人，慈禧和光緒，都是扶不上牆的爛泥。慈禧太后早年還好，隨著年歲的增長，其治國能力是越來越讓人搖頭。她在玩弄權術方面精明到極致，而在謀國方面，簡直蠢到讓人瞠目結舌。為了一己之私，她挪用海軍軍費，嚴重削弱北洋海軍戰力，導致中國甲午戰敗；為了一己之私，她向十一國宣戰，導致了八國聯軍攻陷北京；割地賠款，再割地再賠款，中國元氣喪盡，陷入了被瓜分的危機。

而光緒皇帝也沒強到哪去。他唯一的一次施展治國才華，就是搞了一個戊戌變法。戊戌變法，無論教科書如何評價，其實都是一場注定失敗的鬧劇。一個長在深宮大院沒有任何政治經驗的皇帝，在一個極其容易衝動的年齡，在同樣沒有任何實際政務經驗只知道吹牛和空談的康有為和梁啟超的指引下，如同小孩子扮家家酒般試圖駕駛這個龐大的帝國轉變航向。而經驗豐富、熟悉政務、老成持重的袁世凱、張之洞等人，卻被棄置一旁。

維新派以蠻幹開始，以蠻幹終結。一味蠻幹的結果是諸事不順，諸事不順的結果是更加蠻幹，最後竟然想出圍園殺后這麼一招。自己辦不到，就去找袁世凱幫忙，人家袁世凱欠你們啊，當初你們瞎折騰的時候也沒把袁世凱當成自己人，現在要幹抄家滅族的勾當了，跑去拉人家入夥？別說圍園殺后這事有多麼靠不住，就算搞成了，跟著這群蠢貨能有什麼前途。

其實，即使慈禧發動戊戌政變奪回大權以後，光緒和慈禧之間也還是有和解可能的，畢竟慈禧已經六十三歲，她死了皇位還是愛新覺羅家來坐，無論廢帝還是弒君都後患無窮。但和解有一個前提，就是光緒和康有為他們密謀圍園殺后不能有關係。在這關鍵的時候，逃亡國外的康有為很及時地把屎盆子全扣到了光緒頭上，聲稱自己是奉光緒密詔行事。這基本上就斷了帝后和解的可能，也決定了光緒最後的命運。

光緒死於慈禧去世前一天，這個死亡時間其實就足以說明問題。如果不是匪夷所思的巧合，就只能是人為的安排。慈禧囚禁光緒十年，二人之間已經有不共戴天之仇。如果慈禧死在光緒前頭，鹹魚翻生的光緒鐵定會秋後算帳。在這種情形下，慈禧為了自己身後家族平安，恐怕也只有選擇弒君了。

光緒死後，其死因眾說紛紜。二〇〇八年，在光緒皇帝死亡一百年後，透過對光緒帝的骨骼、內層衣物及頭髮的分析研究，最後得出明確結論：光緒皇帝死於砒霜中毒。

死因搞清楚了，但很多人可能會覺得不過癮：有沒有搞錯？竟然是砒霜？那個潘金蓮和西門慶謀殺武大郎用的東西？殺堂堂一國皇帝竟然用這麼低級的東西？以前殺皇帝不都是用鴆毒什麼的嗎？再不濟也該用鶴頂紅、孔雀膽、斷腸草、牽機藥這些高端大氣上檔次的東西啊。

其實，作為殺人毒藥，砒霜，即三氧化二砷，可謂是使用悠久廣泛的「居家旅行、殺人滅口必備良藥」。

純的砒霜，是白色的粉末，與麵粉、澱粉、精鹽和鹼粉非常相似，易於偽裝。砒霜無色無味，投毒不易被發現。砒霜的毒性很強，進入人體後能破壞某些細胞呼吸酶，使組織細胞不能獲得氧氣而死亡，在沒有特效解藥的古代，砒霜中毒極難生還。砒霜毒性極強，致死劑量僅需〇．一～〇．二克。砒霜能強烈刺激胃腸黏膜，使黏膜潰爛、出血，亦可破壞血管，破壞肝臟，使患者死前遭受極大痛苦。

易於偽裝，不易發現，毒性強，只需極小劑量，死亡率高，而且死前極其痛苦，能滿足投毒者的報復欲望，再加上價格低廉容易獲得，這樣的毒藥當然就會成為投毒的首選。事實上，砒霜很可能是歷史上使用最廣泛的毒藥，廣為流傳的銀針試毒法，其實就是針對砒霜的。

其實，三氧化二砷本身是不會和銀發生反應的，但是，古代的砒霜成分往往不夠純，由於生產技術落後，導致砒霜基本都伴有少量的硫和硫化物。其所含的硫與銀接觸，就可起化學反應，使銀針的表面生成一層黑色的「硫化銀」。所以，銀針試毒法，試出來的不是砒霜，而是砒霜裡的雜質。而銀針試毒法在中國流傳如此廣泛，以至於幾乎婦孺皆知，由此可知砒霜在人類投毒歷史上被使用的廣泛程度了。

現在，三氧化二砷中毒已經有了特效的解毒藥物：二巰基丙醇等，中毒者的死亡率已經大大降低。大陸有一篇高中課文叫《為了六十一個階級兄弟》裡面空運的特效解毒藥，就是二巰基丙醇，而這六十一個階級兄弟中的毒，正是砒霜。

所以，不要小瞧砒霜，人家在古代可不是低級毒藥，而是大大的高級毒藥哦。

說完了砒霜，我們再說說大名鼎鼎的鴆毒。鴆是一種傳說中的猛禽，比鷹大，鳴聲大而淒厲。羽毛紫黑色，長長的脖子，赤色的喙，因食各種毒物，所以羽毛有劇毒，用牠的羽毛在酒中浸一下，酒就成了鴆酒，毒性很大，幾乎不可解救。

你別說，羽毛有毒的鳥這世上還真有，叫黑頭林鵙鶲。這種鳥的皮膚和羽毛含有樹蛙毒素族神經毒性生物鹼，毒素可能來自牠們食用的甲蟲和植物。但這種鳥並不在中國，而是生活在澳大利亞北部。中國歷史上「鴆毒」記載頗多，「鴆毒」很有可能並非指某種特定的毒藥，而成了毒藥的泛稱。在《水滸傳》裡面，潘金蓮殺武大郎明明用的是砒霜，書中依然成為「鴆殺」。順便說一句，武大郎死前的表現並不符合砒霜中毒。

除了鴆毒，另一個名氣很大的毒藥就是鶴頂紅了。我還記得小時候家鄉的一句順口溜，叫「白鶴頂上血，黃蜂尾上針，最毒不過淫婦心」，可見很多人將鶴頂紅認為就是白鶴頂上的血。但實際上，白鶴頂上的血沒有任何毒性。所謂的鶴頂紅，普遍認為是毒藥紅信石的別名。

紅信石也叫紅砒，是三氧化二砷的一種天然礦物，加工以後就是著名的砒霜。紅信石呈不規則塊狀，質脆，易砸碎。由於雜質的關係，呈粉紅色，具黃色與紅色彩暈，略透明或不透明，具玻璃樣，絲絹樣光澤。鶴頂紅，應該是古人根據顏色給它取的比較隱晦文雅的名字。

紅信石本質上還是砒霜，但由於帶了顏色，用來投毒就不容易了。所以無論是歷史記載還是小說家言，鶴頂紅都是用來自殺的比較多。

再說斷腸草，斷腸草歷史上最輝煌的紀錄是毒死了大名鼎鼎的神農。被民間稱為斷腸草的植物，至少有幾十種之多，但最根正苗紅的應該是鉤吻，在《本草綱目》的草部（三）裡面，李時珍稱鉤吻又名斷腸草，這應該算是權威說法了。鉤吻又名葫蔓藤，馬錢科鉤吻屬，多年生常綠藤本植物。鉤吻含多種有毒的鉤吻鹼，鉤吻鹼有極其強烈的神經毒性，中毒後引發暈眩，咽、腹劇痛，口吐白沫，瞳孔散大，下顎脫落，肌肉無力，心臟及呼吸衰竭而亡。

至於孔雀膽，真正孔雀的膽是沒有毒性的，目前比較可靠的觀點是：傳說中的「孔雀膽」其實是一種昆蟲——南方大斑蝥的乾燥蟲體。因為和孔雀的產區重疊，加之去除頭部足翅後的斑蝥，外觀極似孔雀的膽囊。斑蝥的毒素主要是斑蝥素，斑蝥素對黏膜、肝、腎及神經系統都會造成損害。

最後，還有一種大名鼎鼎的毒藥，就是毒死了南唐後主的牽機毒藥。據歷史記載，服用了牽機藥，中毒者死前「頭足相就，如牽機狀也」。根據記載的中毒表現，基本可以斷定，所謂的「牽機藥」，其實就是馬錢子。

馬錢子是一種劇毒，民間稱「馬錢子，馬前吃過馬後死」，可見其毒性之烈。馬錢子的毒素主要是馬錢子鹼（又名番木鱉鹼），一種極毒的白色晶體。馬錢子鹼中毒是十分痛苦的，其表現與破傷風類似。中毒者會窒息，無力及身體抽搐，先脖子發硬，然後肩膀及腿痙攣，直到中毒者蜷縮成弓形（狀如牽機）。

不過，雖然毒性極強，馬錢子卻不適合投毒，因為它實在太苦了。馬錢子鹼稀釋七十萬倍，苦味依然不減。所以牽機毒藥只適合明殺賜死，而不適合暗殺投毒。實際上，在針對砷中毒的特效藥物二巰基丙醇發明前，在暗殺方面，上述這些毒藥都不如砒霜好使。如果沒有現代醫學的進步，砒霜依然是真正的「殺人滅口必備良藥」。

進入新的時代，毒藥也越來越與時俱進，曾經最適合暗殺的砒霜早已經退下王座，新的毒藥層出不窮。二〇〇六年，俄羅斯叛變特工利特維年科（Alexander Valterovich Litvinenko）被毒殺，投毒者使用的毒物名為釙-210，一種放射性元素。投給利特維年科的釙-210足以毒死一百人，據說市場價值高達二九七〇萬歐元，合三億人民幣。用價值三億人民幣的毒藥去毒殺一個人，更像是一種赤裸裸的示威。釙-210絕非一般人所能得到，投毒者幾乎等於公開表明了身分。釙-210中毒死狀極慘，死前受盡折磨，這是一種冷酷而明確的警告，而高昂的價格，也是在昭示不惜代價懲罰叛變者的鐵血。

人類自相殘殺的技術，又進入一個新的高度。而醫學，只能在後面苦苦追趕。其實，最毒的，還是人心啊。

29

李小文院士之死與酒精性肝硬化

給李院士帶來巨大知名度和旺盛人氣的竟然是：赤腳布鞋不修邊幅，一天一斤二鍋頭。這種不修邊幅其實很可能是酒精性肝硬化導致的肝性腦病變的早期表現。肝性腦病變早期，沒有明顯的智力和語言交流溝通異常，患者只表現出性格和生活習慣的一些異常。

一般而言，大量飲酒十年以上即可發展為酒精性肝硬化終末期，初始飲酒年齡越小，發展至重症肝硬化的可能性越大，死亡的危險性越高。而導致肝硬化患者死亡的一個重要原因，就是肝門靜脈高壓引起的消化道大出血。

二〇一五年一月十日，中國中科院院士、北京師範大學遙感與地理資訊系統研究中心主任李小文因病在北京逝世，享年六十七歲，死因是肝硬化導致的門靜脈高壓大出血。

李小文院士擁有極高的知名度和人氣，這在科學界極其罕見。科學工作者，尤其是院士這種群體，雖然受到人們的普遍尊重，但他們的工作性質決定了他們和普通民眾之間很少有交集。除了像錢學森這樣被廣泛宣傳的科技英雄之外，中國院士群體裡面，極少有人的知名度能達到一個普通歌星的水準。

李小文院士身為專業泰斗數十年，民眾知之甚少，他在專業內的巨大貢獻和絕世才華普通民眾既不瞭解，貌似也不感興趣。給李院士帶來巨大知名度和旺盛人氣的竟然是：赤腳布鞋不修邊幅，一天一斤二鍋頭。對科技工作者來說，幾乎就是一個令人啼笑皆非的黑色幽默。果然是「古來聖賢皆寂寞，唯有飲者留其名」。

二〇一四年，李院士赤足布鞋講課的照片被發到網上後，一時間被輿論熱捧，被稱為「布鞋院士」和身懷絕技卻深藏不露的「掃地僧」。

我第一次看到這張照片，就覺得不對勁。我知道很多科學家確實不修邊幅，但是李院士的那種打扮對其身分來說還是有些過分了。再結合媒體報導他「一天一斤二鍋頭」，我認為這種不修邊幅其實很可能是酒精性肝硬化導致的肝性腦病變的早期表現。

肝性腦病變早期，沒有明顯的智力和語言交流溝通異常，患者只表現出性格和生活習慣的一些異常。

當時我微博的提醒招來一陣痛罵，不想僅僅九個月後，李院士就因為肝硬化導致的肝門靜脈高壓大出血去世，令人唏噓不已。

事實上，害死李小文院士的，恰恰是令他以「布鞋院士掃地僧」成名的「一天一斤二鍋頭」的生活惡習。很抱歉，我這裡用了「惡習」兩個字，我相信身為科學家的李院士不會怪我。

中國是個B肝大國，中國的肝硬化患者以B肝肝硬化為主，而在西方國家，肝硬化則以酒精性肝硬化為主。在英國，酒精性肝硬化占到肝硬化患者總量的八〇%，美國為四〇%～九〇%。中國目前酒精性肝硬化患者數量為肝硬化患者總數的一〇%左右，但是，隨著中國大規模B肝疫苗接種和酒類消費量的上升，酒精性肝硬化所占的比率也必將逐漸增加。

一般而言，大量飲酒十年以上即可發展為酒精性肝硬化末期，初始飲酒年齡越小，發展至重症肝硬化的可能性越大，死亡的危險性越高。而導致肝硬化患者死亡的一個重要原因，就是肝門靜脈高壓引起的消化道大出血。

肝門靜脈，是一條連接胃腸道和肝臟的血流通道。

我們每天吃的各種營養物質，只是維持人體代謝和更新的原材料，如同剛被開採出來的礦石。這營養物質，首先要在胃腸道內消化，胃腸道好比一個礦石冶煉工廠，把各種有用的成分分解提取出來，加工成鋼材。這些鋼材很多還需要送入工廠做進一步的加工，製造成各種各樣品類繁多的複雜組件，參與人體的代謝和更新。而肝臟，就是一個規模龐大的加工工廠。

經過胃腸道吸收的營養成分，被吸收到胃腸道伴行的血管內，這些血管，就好比鋼材的運送通道。這些小通道逐漸彙集成大通道，最終和另一條大通道脾靜脈結合，在進入肝臟前彙集成一條極其重要的血管：肝門靜脈。肝門靜脈就是胃腸道吸收的營養物質進入肝臟這個大加工廠的最終主幹道。這條主幹道進入肝臟後，再分成一級級的小公路，將這些需要處理的營養成分送到肝臟內的各個車間。

正常情況下，肝門靜脈作為人體內生死攸關的交通要道，是通暢無比的，但當肝炎或者長期飲酒等原因引起肝硬化時，由於肝臟這個大工廠內各個生產線功能的喪失和運輸通路的破壞，這條道路就逐漸開始出現嚴重的擁堵。這就是門靜脈高壓。

當擁堵嚴重到一定程度，主幹道上的血流就開始尋找其他的小路進行分流，繞過肝臟直接進入體循環。其中的一條小路，就是胃底和食道靜脈。

隨著門靜脈壓力越來越高，主幹道擁堵越來越嚴重，會有越來越多的血流朝這條小路湧來。最終，胃底食管的靜脈被越來越高的壓力撐得越來越迂曲擴張。在內視鏡下觀察，可以看到胃和食道壁上一個個高度擴張充盈的靜脈瘤。

這些高度充盈擴張的靜脈就像一個個地雷，一旦因為患者進食較粗糙的食物或者其他什麼原因將這些血管弄破，就會出現難以控制的消化道大出血，導致患者死亡。

李小文院士，最終就是死於門脈高壓導致的消化道大出血。當然，最根本的原因，是他長期飲酒的惡習。

說句實在話，我曾經很猶豫要不要寫這樣一篇文章來詳細講述李院士的死因。畢竟，李院士德高望重，非議死者是很犯忌諱的事情。

但是，當我看到當初追捧褒揚李院士「一天一斤二鍋頭」的媒體在他死後又繼續追捧褒揚「兩杯濁酒論天下」的時候，我覺得自己實在忍無可忍。

李院士功勳卓著，德高望重，實為我輩楷模。但是，他應當被褒揚被追捧的，是他的勤奮和敬業，而絕不是他飲酒的惡習。

飲酒，尤其長期大量飲酒，是必須被明確批評和抵制的惡習，也是使我們早早失去這樣一位泰斗級科學家的罪魁禍首。

李院士在發病後拒絕積極地救治，這一點，我尊重其個人選擇。但作為一個醫生，我並不贊同。

肝門靜脈高壓大出血雖然危險，但並非必死之症。如果早期及時積極救治，必要時手術切斷胃底食道曲張靜脈，是有希望挽救李院士生命的。即使是晚期酒精性肝硬化，也可以透過肝臟移植手術來治療，現在這項技術已經很成熟。李院士本來有機會活得更久一些，帶更多的學生，做更多的貢獻。

逝者不可復，來者猶可追。君子聞過則喜，想來李院士在天之靈，會原諒我的冒犯。

30

漫談中國的飲酒惡習

關於飲酒的危害，真的不想再多說了。從腦血管到性功能障礙，酒對人體幾乎所有器官都有損害，而且會增加多種癌症發病機率。

像網路上這種白酒挑戰活動，更純屬作死。酒精的成人致死劑量為二五〇～五〇〇克，幾斤白酒足以引起致死性的酒精中毒。同時，這種短時間的大量飲酒還容易誘發重度胰臟炎等極其兇險的疾病，可以在短時間內導致飲酒者死亡。

二〇一四年年底，網上突然有人發起了白酒挑戰賽。先是一個小夥子給朋友們表演如何豪飲白酒，他將一瓶白酒倒入碗中，十幾秒一飲而盡，該視頻被放到網路被迅速傳播。此後一發不可收拾，從三斤四斤到五斤六斤，紀錄不斷被刷新，據說有的挑戰者因過量飲酒致死，但媒體仍在津津樂道地傳播此類消息。

說實在話，對於這種八卦新聞，我的感覺只有一個，就是厭惡，發自內心的厭惡。我本來想把文章的題目命名為：漫談中國的飲酒習俗，最後我還是把習俗二字改成了惡習。作為一個幾乎滴酒不沾的人，我對中國的飲酒之風真的是深惡痛絕。

在中國，飲酒幾乎成了必備的社交技能，甚至成了做主管的必備技能，而此風基層尤甚，「當好鄉鎮長，把胃交給黨」這話真的一點都不誇張。大到一方主管小到科室主任，如果沒有足夠的酒量，就幾乎幹不下去，因為「酒量不行」，很多時候也就意味著你在中國這地方無法進行正常的社交。在中國，如何遊刃有餘地應對各種酒場幾乎是成功人士的必備功課，本來僅僅是一種消費品的酒，在中國有了極其獨特的含義，被拔高到了讓正常人無法理解的程度，「酒場如戰場，酒風是作風，酒品見人品，酒情是感情」「感情深，一口悶」諸如此類的說詞真的不僅僅是段子和玩笑，而是真實的寫照。

當初大學剛畢業的時候，也曾被主管帶著去參加各種酒場，在很多人心目中這是主管栽培你的表現，但在反覆喝吐幾次以後，我終於下定決心徹底戒酒。除了和朋友聚會高興時偶爾喝點啤酒外，我在任何類型的酒場上都滴酒不沾，開始的時候頗被人當成另類。到後來，同事朋友慢慢也就習慣了。

中國的飲酒習俗，在我看來可以用野蠻來形容。在很多時候，酒場就是赤裸裸的自虐和虐人。自虐的目的，是表示臣服，是一種甘為你上刀山下火海的忠誠宣示；而虐人則是要對方臣服，是一種要你為我上刀山下火海你不能拒絕的考驗，是虐人者對被虐者有足夠控制能力的證明。

很多人將中國的這種惡習美化為「文化」，其實真的與文化一點不沾邊。所謂文化，是以文化之的意思，是以文明高雅的東西去教化野蠻粗魯的東西，而酒場這種虐人和自虐的方式，實在看不出有任何文明高雅之處，倒是野蠻粗魯更多一些。

國人嗜酒，所以對歷史上能喝酒的人也就多有美化。「古來聖賢皆寂寞，唯有飲者留其名」，唐朝詩壇的三大天王巨星，李白杜甫白居易，無不是愛酒之人，李白更是號稱飲中八仙之一，被後世津津樂道。而民間故事中的英雄人物，幾乎沒有不喝酒的。林沖風雪山神廟，都落魄成那副德行了，依然離不了酒；武二郎景陽崗打虎，上崗前得先喝十八碗烈酒；醉打蔣門神，更是要一路喝過去。如果武松不喝點酒而是直接去把蔣門神痛扁一頓，就給人一種不夠酷不夠牛的感覺。

愛酒的古人中形象最好的，大概是李白了。「李白斗酒詩百篇，長安市上酒家眠。

天子呼來不上船，自稱臣是酒中仙」，何其瀟灑。

但實際上，真有這麼瀟灑嗎？

古代酒的釀造，主要靠發酵法，這種辦法釀造的酒的酒精含量相對較低，提高酒精度的辦法只有靠延長發酵時間，所以酒的儲存年份越高越值錢。在李白那個年代，酒的度數在三~十五度之間，度數高的屬於窖藏時間特長極其貴重的，一般在酒肆喝的酒應該就三、五度的樣子，和現在的啤酒差不多。至於斗，唐代的斗分大斗小斗，大斗大概是五千毫升，而小斗也就兩千毫升左右的樣子，當時盛酒一般是用小斗。北京的燕京啤酒每瓶六百毫升。能喝四瓶燕京，就可以和李白單挑了。

高酒精度烈酒是蒸餾法問世以後才有的，利用酒精易蒸發的原理，將發酵酒加熱蒸餾，收集酒霧重新凝結，得到的蒸餾酒度數比發酵酒大大提高。蒸餾法問世時間有爭議，但大規模應用是明朝時候的事。

再說這個詩百篇，且不說誇張不誇張，就算真能做到也沒啥大不了的啊。我喝四、五瓶啤酒寫不了一百首詩，但給你刷一百篇微博還是沒問題的。李白寫了一輩子詩，最後流傳下來的也就九百多首精品，其他失傳的部分或許不乏精品，但我想絕大部分水準一般，這「詩百篇」裡基本不太可能有「長風破浪會有時，直掛雲帆濟滄海」「兩岸猿聲啼不住，輕舟已過萬重山」這樣的傳世之作吧。

至於這個「天子來呼不上船，自稱臣是酒中仙」就更不值得誇獎了。這分明就是喝酒誤事啊，這不和外科醫生「主任來呼不上台」是一個性質嗎？

關於這個上船，有幾種不同的解釋，我比較傾向的說法是「船」是古代對扣子和衣襟的稱呼，不上船，就是不扣扣子不繫衣襟。那我們想像一下李太白接到皇帝召喚時候的德行吧：四、五瓶啤酒喝得爛醉，衣冠不整，敞著扣子露著胸毛，說不定還光著膀子摳著腳丫子，滿口醉話胡說八道。你說，如果你是主管，你會重用這種人嗎？難得他還好意思整天覺得自己懷才不遇。

事實證明李白在政治上確實是極其糊塗的，安史之亂時他腦子進水進入永王幕府，參與了永王謀反，最後被流放夜郎，幸虧後來朝廷大赦天下才得以返回。回來不久就死了，史載是醉死的，還有一說是喝醉了跳到江裡撈月亮淹死的。

很多人覺得這種死法很浪漫，我覺得這種死法很腦殘。

李白除了寫詩基本就是一個蠢貨，而白居易也好不到哪兒去。白居易有一篇流傳千古的作品，記載了一次流傳千古的酒宴，那就是「潯陽江頭夜送客」的《琵琶行》。這首詩的文學價值自然是不用說，但這個酒宴反映的白居易的人品卻很成問題。

白居易當時被貶為江州司馬，這個職務大概相當於市警局局長之類，這個官職我這種平民百姓覺得夠大了，但人家白樂天看不上。本來嘛，被貶之後心情不好發發牢騷也能理解，那麼白居易都抱怨什麼呢？是大志難以伸展？是憂國憂民？不是的。

他抱怨的是地方太艱苦，沒有卡拉ＯＫ等高級娛樂場所：「潯陽地僻無音樂，終歲不聞絲竹聲」；抱怨住宿條件太差：「住近湓江地低濕，黃蘆苦竹繞宅生」。而滿腹牢騷的白居易乾脆就消極怠工泡病假，「我從去年辭帝京，謫居臥病潯陽城」。

牢騷太多心情不好，就喝不下去了，於是「醉不成歡慘將別」，結果卻「忽聞水上琵琶聲」。

說到這裡我們不得不提醒大家注意當事人的身分與場合，白居易是堂堂的國家幹部，而對方是一個丈夫出門在外的有夫之婦，而當時的時間是夜晚，地點是江上而不是家裡。你說，這種情況下「移船相近邀相見」，合適嗎？

而後面那句「千呼萬喚始出來」更是耐人尋味。很明顯，對方一開始避嫌不肯出來，而白居易是反覆糾纏強迫人家出來。千呼萬喚喚的啥？「小妞，大爺我是潯陽警局局長，你識相點趕緊出來陪大爺取個樂」，應該是諸如此類吧。

當然啦，這個琵琶女也屬於極品那一級的，按理說，以前在歌廳做三陪歌女，最後從良了也值得同情，畢竟出身不能選擇，道路是可以選擇的嘛。但是，嫁了人還老懷念那「今年歡笑復明年，秋月春風等閒度」的三陪生活，這人生觀和世界觀未免有點問題。

老公不在家，半夜跑到江上彈琵琶，總給人一種不守婦道的感覺。而當著外人說自己老公「商人重利輕別離，前月浮梁買茶去」這算什麼意思啊？老公辛辛苦苦出去做生意，往大了說這是繁榮經濟利國利民，往小了說是自己辛苦工作讓老婆孩子過上好日子。面對潯陽警局局長，你數落老公不疼自己，還告訴人家我老公現在不在家，這是不是不太合適啊？

無論李白還是白居易，我們看看歷史上那些喝酒喝出名的，有幾個是能做大事的？反過來，那些成大事的，有幾個是嗜酒如命的？即使如小說裡的武松，最終不也就一給人當打手的命嗎？

關於飲酒的危害，真的不想再多說了。從腦血管到性功能障礙，酒對人體幾乎所有器官都有損害，而且會增加多種癌症發病機率。

目前對酒的研究中，唯一發現的益處是適量飲酒可以小幅度降低冠心病發病率（約二〇％），這一點曾被很多人拿來自我安慰。但實際情況是：即使每天喝二十五克酒精，也會導致多種其他疾病的風險明顯增加，比如口腔癌和咽癌的風險增加八二％，食道癌增加三九％，喉癌增加四三％，乳癌增加二五％，原發性高血壓增加四三％，肝硬化增加一．九倍，慢性胰臟炎增加三四％。其他的結腸癌、直腸癌、肝癌也有小幅增加。降低那一點冠心病風險的代價，使多種其他疾病發病率上升，非常不划算。

而像網路上這種白酒挑戰活動，更純屬作死。酒精的成人致死劑量為二五〇～五〇〇克，幾斤白酒足以引起致死性的酒精中毒。同時，這種短時間的大量飲酒還容易誘發重度胰臟炎等極其兇險的疾病，可以在短時間內導致飲酒者死亡。

作為一個幾乎滴酒不沾的人，我實在不能理解這種白酒挑戰的意義在哪裡，我從中看不到任何的勇敢和豪爽，在我眼裡這些人純屬24K的白癡。

對於酒類，我的建議是：能不喝就不喝，能少喝就少喝。時光已經進入二十一世紀，我們到了向這種惡習宣戰的時候了。

31

夫差他爹是怎麼死的？

也許大家會奇怪：為什麼一個腳趾頭能要了一代英雄的命呢？古代英雄的身體難道是玻璃做的嗎？

我們可以合理推斷，隨著年齡增加，身體狀況已經明顯大不如前的吳王，患上了冠心病或者其他心臟疾病。病情可能並不嚴重，平時症狀也不是很劇烈，但受傷導致的劇烈疼痛和失血，加上戰鬥和敗退的劇烈體力勞動，以及驚怒交加的劇烈情緒波動，三者疊加起來，最終引發了突發的心肌梗塞，導致了闔閭的死亡。

本來這篇文章的題目我想定為：《闔閭是怎麼死的？》，想了想覺得不好，因為這人知名度太小，引不起閱讀興趣。後來我想把題目定為《西施的公公是怎麼死的？》，又覺得過於譁眾取寵。最後折中，定了現在這個題目。

闔閭、夫差、西施，如果給這三個人按照知名度排排順序的話，西施肯定遙遙領先，緊隨其後的應該是夫差，而闔閭的名字可能很多人都沒聽說過。這足以說明，男女關係為主題的八卦故事自古以來就遠遠比正史更具傳播力。

事實上，如果按照這幾個人誰最牛的程度排序的話，闔閭毫無疑問應該排在最前面。作為夫差的老爸和前任吳王，吳國可以說是在他手中達到了國力鼎盛的巔峰。夫差基本就是一個超級敗家子，能把他老爹留下的那麼豐厚的家底敗得乾乾淨淨，也算是敗家子中的極品了。

要想知道闔閭有多牛，看看他兩個最著名的手下就知道了：一個叫孫武，他是千古流傳的《孫子兵法》的作者；還有一個叫伍子胥，也是歷史上極富傳奇色彩的一個人物。除了這兩個超級猛人，他還雇用過一個大名鼎鼎的刺客，名字叫專諸，後世評價的歷史四大刺客之一。

這麼一群猛人的雇主，自然也是個超級猛人。這幫超級猛人湊到一起，吳國這家上市公司的業績自然也是好得不得了。

闔閭的王位是搶來的，西元前五一五年，他派專諸刺殺吳王僚，奪取吳國王位。即位後，他以楚國舊臣伍子胥為相，以齊人孫武為將軍。在這個千百年來無數帝王垂涎三尺的夢幻組合的輔佐下，吳國國勢日益強盛。西元前五〇六年，吳軍在孫武、伍子胥的率領下，以區區三萬人進攻楚國，五戰五勝，擊敗六十萬楚軍，攻克楚國都城郢，迫使楚昭王出逃。楚國申包胥跑到秦國乞求秦國出兵救楚，在秦廷哭了七天七夜，最終感動了秦王。在秦兵的支持下，楚國在接受了屈辱的條款後，吳國才終於退兵。

在闔閭的治理下，吳國國勢盛極一時，給後來的吳王夫差留下了一個非常厚實的家底。但就在吳國馬上要稱霸諸侯的時候，他卻死了，而且死因非常憋屈：被人砍掉腳趾頭死的。

西元前四九六年，吳王闔閭出征越國，雙方軍隊在檇李大戰。戰鬥中越軍多次衝擊吳軍陣營均失敗，最後越國使出狠招，派大批死囚在陣前集體自刎，這一做法使得吳軍將士奇怪不已議論紛紛，陣形出現混亂。越軍趁機發動進攻，吳軍大敗。戰鬥中闔閭被越國的大夫靈姑浮揮戈斬落腳趾。在敗退到距離檇李約七華里的陘地去世，後葬於今天的蘇州虎丘山。

闔閭死後，他的兒子夫差為父報仇，最終滅了越國，引出了西施的故事和越王勾踐臥薪嚐膽的故事，這是後話不表。

也許大家會奇怪：為什麼一個腳趾頭能要了一代英雄的命呢？古代英雄的身體難道是玻璃做的嗎？

在搞清楚他的死因前，我們有必要搞清楚幾個至關重要的資訊。

第一個是死亡年齡，歷史上闔閭的出生時間是空缺的，所以其死亡年齡並不明確。但我們可以從其他方面推斷出一個大體範圍。他的兒子夫差在他死後即位，即位時的年齡大約是三十二歲。古人結婚和生育都比較早，但嬰兒死亡率也高。我們把闔閭生夫差的年齡盡量往前提，就算十五歲生的吧，這樣算來闔閭死的年齡至少在四十七歲以上。這個年齡是高血壓心臟病等心血管疾病的好發年齡。

第二是他受傷到死亡的時間，這一點歷史上也沒有記載。但是，他是敗退途中死的，而且死的地方距離戰場只有七華里。這麼算，從受傷到死亡，時間應該非常短，可能半小時不到的時間，最長也不過幾小時。這麼短的時間內，傷口感染致死是不可能的。

第三是導致死亡的傷情。這一點很明確：戰場上被砍掉大腳趾而死。我們剛才說過，感染致死是不可能的，對於一個新鮮傷口來說，這麼短的時間就算傷口有嚴重汙染，也難以發展到全身感染導致死亡的地步。

而出血導致的失血性休克死亡也不太可能。足趾斷傷雖然確實會有較多出血，但是足趾的血管相對較細，血管壓力也不是很大，不僅出血速度相對於大血管損傷而言慢得多，止血也相對容易，只要採取簡單的局部壓迫方法就可以有效控制出血，絕不至於發展到死人的地步。

一個中老年人，腳趾被砍斷，傷後短時間內死亡。綜合這三點，闔閭的死亡原因最可能的解釋是：劇烈疼痛和失血導致的急性心肌梗塞。

闔閭當時年齡至少是四十七歲以上，進入了心血管疾病的好發年齡。而他作為一國之君，國事繁忙，生活作息很難規律，患有冠心病等心臟疾患是再正常不過的事情。年輕時打仗衝鋒在前沒什麼，年紀大了再去真刀真槍拚殺未免力不從心。

無論作戰還是敗逃，都是劇烈的體力活動。腳趾被砍掉，傷雖然不能說很重，但腳趾是神經相對敏感的地方，其疼痛是劇烈的。戰敗後的情緒激動和慌張，也是容易誘發心臟病發作的因素。

我們可以合理推斷，隨著年齡增加，身體狀況已經明顯大不如前的吳王，患上了冠心病或者其他心臟疾病。病情可能並不嚴重，平時症狀也不是很劇烈，但受傷導致的劇烈疼痛和失血，加上戰鬥和敗退的劇烈體力勞動，以及驚怒交加的劇烈情緒波動，三者疊加起來，最終引發了突發的心肌梗塞，導致了闔閭的死亡。

32

千秋功罪誰評說：B肝疫苗的歷史

索爾．克魯曼做了一件極其瘋狂的事情：他把一名B肝患者的血清注射給了精神病院的二十五名弱智兒童，結果有二十四人感染了B肝。據此，索爾．克魯曼得出了B肝可經由血液傳播的結論。

索爾．克魯曼的瘋狂沒有結束，他把患者的血清稀釋後以一定溫度加熱一段時間，結果發現B肝病毒被滅活了，但表面抗原的活性卻依然存在。這個發現令他興奮不已，所有具備免疫學和病毒性常識的人都知道：保留穩定抗原而失去活性的病毒的另一個名稱就是——疫苗。

一九六四年，共產黨的好幹部焦裕祿在受盡病痛折磨後去世，年僅四十二歲。在他去世的時代，我們對肝炎還瞭解甚少，甚至無法區分A肝和B肝。現在我們根據已有的知識回顧歷史，可以推測焦裕祿患肝癌很有可能是早年感染B肝病毒的結果。慢性肝炎—肝硬化—肝癌，號稱B肝三部曲。

中國是個B肝大國，B肝病毒在中國的流行程度曾經令人怵目驚心。根據一九九二年調查結果顯示，中國的B肝病毒帶原者近一．三億人，也就是每十個人中就有一個B肝病毒攜帶者。而B肝病毒的感染率更是超過半數，高達五七．六%，也就是說：有一半以上的中國人一生中曾感染過B肝病毒。到二〇一三年，中國人中B肝表面抗原攜帶率仍高達為七．一八%。

B肝病毒的傳播途徑主要有三種：血液傳播、母嬰垂直傳播、性接觸傳播。B肝病毒感染者很多會康復，但有一部分人會轉化為慢性B肝患者。感染病毒的年齡越早，轉化為慢性B肝的可能性就越大。根據統計，如果感染年齡小於一歲，有八〇%～九〇%的感染者會轉化為慢性B肝。而當感染年齡超過五歲，機率僅有六%；在成人感染者中，這個機率進一步下降為不到五%。在嬰兒慢性B肝患者中，有一五%～二五%會在成年時死於B肝導致的肝硬化和肝癌，防止嬰兒的B肝病毒感染，是B肝預防的重中之重。

B肝曾經是中國的一大健康問題，所幸，我們現在有了B肝疫苗。

B肝疫苗的發明是一個艱難而漫長的過程，在這個過程中，我們既能看到天使的光環，又能看到魔鬼的犄角，令人五味雜陳。為B肝疫苗的誕生奠定了基礎的索爾．克魯曼，因為用弱智兒童做實驗而備受爭議。他終生都未能擺脫那些追在身後抗議的受害孩子家長，直到最後死去。

一九六五年，在美國健康研究院工作的巴魯克．布隆伯格（Baruch Blumberg）在一位澳大利亞土著居民的血液中發現了B型肝炎病毒的表面抗原，這個抗原被稱為澳大利亞抗原，這就是大名鼎鼎的「澳抗」的由來。澳大利亞抗原的發現為後來B肝疫苗的發明奠定了基礎，但當時的醫學界並不知道這種抗原屬於什麼病毒，那時候的人們，根本不知道A肝和B肝的區別。

將B型肝炎從肝炎中區分出來的人是索爾．克魯曼（Saul Krugman）。一九六七年，時任紐約大學醫學院兒科系主任的索爾．克魯曼透過對一個肝炎氾濫的精神病收容醫院患者進行了流行病學調查，發現肝炎患者有兩種截然不同的臨床流行病學特點。他將自己的研究成果寫成了一篇具有里程碑意義的文章——《傳染性肝炎：兩種臨床上、流行病學上和免疫學上都截然不同的感染》。這是人類第一次將A肝和B肝區分開來，為後來B肝的研究打下了基礎。

將B肝和澳大利亞抗原聯繫起來的是另外一個人——紐約輸血中心的病毒學家艾爾弗雷德·普瑞斯。在索爾·克魯曼的文章發表後的第二年，艾爾弗雷德·普瑞斯發現將含有澳抗的B肝患者血液輸給他人後，原本澳抗陰性的接受者血液中就可以檢出澳抗。他據此認為，澳大利亞抗原和B肝病毒有關。這是人類第一次把澳大利亞抗原和B肝聯繫起來，至此，利用澳大利亞抗原製備B肝疫苗的理論基礎初步完成。

得知這個消息的索爾·克魯曼做了一件極其瘋狂的事情：他把一名B肝患者的血清注射給了精神病院的二十五名弱智兒童，結果有二十四人感染了B肝。據此，索爾·克魯曼得出了B肝可經由血液傳播的結論。

索爾·克魯曼的瘋狂沒有結束，他把患者的血清稀釋後以一定溫度加熱一段時間，結果發現B肝病毒被滅活了，但表面抗原的活性卻依然存在。這個發現令他興奮不已，所有具備免疫學和病毒性常識的人都知道：保留穩定抗原而失去活性的病毒的另一個名稱就是——疫苗。

索爾·克魯曼拿這種疫苗在弱智兒童身上繼續他瘋狂的實驗。他先給孩子注射疫苗，然後再給孩子注射未滅活的含病毒血清，結果證實了疫苗可以讓接種者獲得對B肝病毒的免疫力。這是人類第一次獲得B肝疫苗。

索爾·克魯曼的工作是傑出和偉大的，他的工作使得後來的B肝疫苗研發成為可能，並最終澤被萬千蒼生，救人無數。但他的工作同樣是野蠻和可怕的，他給孩子注射活病毒並導致孩子患上B肝的做法，已經挑戰了醫學和人類倫理的底線。後來的報導證實，他的團隊曾經威脅家長，如果不參加實驗，孩子就會被趕出醫院。

一九九五年十月二十六日，飽受爭議的索爾．克魯曼因腦血栓在佛羅里達州去世，他終於擺脫了那些受害孩子家長的糾纏和抗議。

作為醫生，我不知道該如何評價他。他是天使，也是惡魔；他是聖賢，也是禽獸。百年人物存公論，四海虛名只妄言。能夠同時在醫學史上流芳百世和遺臭萬年的，他也算獨一份了。

索爾．克魯曼的工作為B肝疫苗的商業化生產奠定了基礎，但真正完成B肝疫苗商業化生產的，則是另外一個人：莫里斯．希勒曼。

莫里斯．希勒曼是默克公司的研究人員，他在二十世紀七〇年代對B肝疫苗進行了長期的研究，最終從B肝感染者血液中分離純化出了安全的B肝疫苗。

疫苗研製出來了，卻不被批准進行臨床實驗。原因很簡單：希勒曼的疫苗是從B肝感染者血液中提取的，雖然其檢測結果非常令人滿意，但FDA仍然對其安全性深為擔憂，擔心有傳播B肝病毒乃至愛滋病毒的危險。這也不難理解，如果有人告訴你要給你注射以愛滋病患者的血液為原料的血製品，無論對方給你提供多麼完美的檢測資料，你恐怕也會有心理障礙。

ＦＤＡ選擇了拒絕批准莫里斯·希勒曼的疫苗進行臨床實驗。倔強的希勒曼某種程度上重演了當初克魯曼的瘋狂：他選擇從自己親人和公司內部員工身上進行實驗。這個實驗理論上是自願的，但下屬面對上級的時候，這種「自願」有多可靠實在不好說。但無論如何，希勒曼成功了，實驗證明疫苗是安全有效的。

希勒曼最終說服了ＦＤＡ，得到了進行臨床實驗的批准，此後進行的大規模樣本實驗證實：疫苗可以將Ｂ肝感染率降低七五％。

一九八一年，飽經磨難的Ｂ肝疫苗終於獲得ＦＤＡ的上市批准，這是人類歷史上第一種商業化的Ｂ肝疫苗，也是人類對抗Ｂ肝的一次革命性突破。但是，有限的來源和高昂的價格，使其難以在大眾中普及。

Ｂ肝疫苗製備工藝的革命性變革是基因改造技術，人類設法分離出了Ｂ肝病毒表面抗原的基因，並將其轉移到了酵母菌中，使得酵母菌可以合成Ｂ肝抗原。酵母菌很容易大量繁殖，這一技術最終解決了疫苗原料的來源問題，使得疫苗大規模生產成為可能。

一九八六年，基改酵母Ｂ肝疫苗獲得ＦＤＡ的上市批准。此後，同樣利用基因改造技術，人類將Ｂ肝病毒抗原基因轉移到其他生物細胞中，獲得了多種Ｂ肝疫苗的生產技術。

一九九四年，B肝疫苗生產技術被引進中國。一九九七年，利用酵母菌的基改B肝疫苗被正式批准生產。被「B肝大國」帽子困擾多年的中國終於獲得了向B肝宣戰的有力武器。此後，中國投入大量資金，開始大規模免費接種和補種B肝疫苗，並取得了舉世矚目的巨大成功。一九八七年，中國五歲以下兒童的B肝感染率為一〇．一%，到二〇〇六年，這一數字被降到一%以下，超過兩億兒童得到B肝疫苗的保護。

透過全面免費的B肝疫苗接種，一九九二年至二〇〇九年全國有九二〇〇萬人得以免受B肝病毒感染，減少慢性B肝病毒感染二四〇〇萬人，減少肝硬化、肝癌等引起的死亡四三〇萬人。沒有B肝疫苗的大規模接種，中國每年將因肝硬化肝癌多死亡二十五萬人。

大規模疫苗接種若持之以恆，中國摘掉B肝大國帽子指日可待。然而，誰也不曾料到，二〇一三年，中國消除B肝的努力遭到了前所未有的沉重打擊。

二〇一三年十二月八日，一名嬰兒注射B肝疫苗後死亡，此事經媒體不負責任的渲染和大肆報導後引起軒然大波。在媒體處心積慮的搜索下，不斷有新的注射B肝疫苗後死亡的案例被報導出來，最後挖地三尺總共收集了十七例死亡病例。

在報導中，媒體反覆使用「問題疫苗」、「注射疫苗致死」等字眼，製造了巨大的社會恐慌，導致很多孩子家長拒絕接種免費提供的B肝疫苗。本來保護孩子健康的疫苗，成了無知民眾眼中的毒藥。

家長拒絕，害怕承擔責任的醫務工作者自然不敢強求，中國疫苗接種率一夜之間暴跌三〇%。

實際上，新生兒本就是嬰兒死亡的高峰期，中國每天出生無數的嬰兒，在每個新生兒都要注射疫苗的情況下，出現個別的偶合死亡實在是再正常不過的現象。

二〇一四年一月四日，大陸國家主管部門經過認真調查，將十七例死亡患兒的死因一一查明，並發布通告：B肝疫苗品質沒有問題，嬰兒死亡原因與疫苗無關。然而此時，中國的疫苗企業和B肝疫苗接種工作，已經受到沉重的打擊。

這件事從頭到尾都讓人無語，甚至透露著些許怪異。偶合死亡不是難以理解的概念，更不是最近才有，部分報導出來的死亡案例僅透過報導提到的症狀過程就與疫苗致死不符。而一些媒體就是死活不理會，跟灑了狗血似的狂炒，本來很正常的事情在媒體的爆炒下造成巨大風波，沉重打擊了中國B肝防治事業，重創了中國疫苗企業，可謂損失慘重！

然而當真相大白時，他們又全然不管了。

當一個蠢貨掌握了發言權，偏偏又滿腔熱情和正義感又極富行動能力，他就可以去危害社會了。

後記

我這一生，有兩個夢：一個是醫生夢，一個是文學夢。醫生夢我已經實現了。

十六歲那年，我帶著緊張、不安和興奮，以及一個寒酸的行李箱，從小山村走入大學。迎面看到的是醫學生誓言：健康所繫，性命相託。

醫路艱難，每當我覺得心灰意冷，或者傷透了心的時候，我就會想起：當年，一個十六歲的少年是如何鄭重其事地以虔誠的心態，將那段誓言完完整整地抄在自己的日記本扉頁上。想起那段至今讓我熱血沸騰的誓言：我決心竭盡全力除人類之病痛，助健康之完美，維護醫術的聖潔與榮譽，救死扶傷，不辭艱辛，執著追求，為祖國醫藥衛生事業和人類健康奮鬥終生。

十幾年彈指一揮間，我帶著寫著這個誓言的日記本，求學北大，留學東瀛，直到今天，坐在全國頂級的燒傷科室裡面。

醫生苦嗎？也許有些人覺得很苦；醫生累嗎？也許有些人覺得很累。但是對我而言，醫生這個行業，是我全部的樂趣和意義所在，這個行業給了我莫大的快樂和成就感，這種精神的愉悅，遠遠超過了肉體的疲勞。

我們科的護士經常說我，一看到重症病人就兩眼放光。每當面對一個重症患者的時候，我總感覺自己像是一個率領千軍萬馬的將軍，抑或一個老謀深算的偵探。多少次，我整日整夜地守在患者的身邊，捕捉著每一個病情變化的信號，研究著每一個意料之外或者之內的檢查結果，搜尋一點點的蛛絲馬跡，動用自己全部的智慧和知識，去和隱藏在患者體內的敵人進行一場場艱苦卓絕卻又讓人興奮莫名的戰爭。一次次修正自己的判斷，一次次調整自己的對策，一次次陷入迷局，一次次掀開對手的底牌，一次次僵持，一次次膠著，一次次冒險，一次次失敗，一次次恍然大悟，一次次大獲全勝。

每一次的成功，都給我莫大的喜悅；每一次的失敗，都讓我成長和成熟。我享受那種戰鬥的激情，享受那種手術刀切在皮膚上的感覺，享受整個手術的過程，更享受手術成功時，那種美妙的成就感。我享受那一次次經過艱難的思索後，快速開出一個個醫囑時刻那種指點江山的氣魄，更享受治療奏效後上級那讚賞的目光和家屬高興的眼淚。

我不去刻意地「學做人」，我只是快快樂樂地「學治病」，只是心滿意足地享受那種精神的愉悅和快樂，其他的對我並不重要。

有人說「防火、防盜、防病人」，但我愛我的病人，他們是我人生的價值所在，是我生活快樂的源泉。一次次，我拒絕了患者家屬厚厚的紅包，只用一句話：我從不趁火打劫。一次次，我對輾轉全國多家醫院，被折磨得心力交瘁的患者和家屬說：我會盡力，請你們放心。一次次，患者和家屬帶著懷疑和警惕的眼神來到醫院，而離開的時候，我們已經成了好朋友。

我愛我的導師，他把我帶進這個美妙的醫學殿堂，多少次，他在我絞盡腦汁依然不明所以的時刻，用一句話讓我雲開霧散，醍醐灌頂。我愛我的學長和同事，他們在我治療患者的時候，一次又一次給我提出寶貴的意見，告訴我他們成長過程中的經驗，讓我少走很多彎路。我愛我的學弟學妹，他們朝氣蓬勃的活力，常常讓我羨慕不已。

我知道追求醫學高峰的道路上，肯定有許多的坎坷和委屈。也知道目前的醫療環境，給我們造成了巨大的壓力。但是，我堅信，在寒冬中堅持到最後的就是強者和勝利者。

我選擇堅守，堅守當年那個十六歲少年默默背誦無數次的醫學生誓言。我選擇快樂，快樂於美妙的醫學殿堂和一次次精彩的戰爭與較量。我選擇平和，在這個浮躁的社會中，堅守自己內心的寧靜。

如果能重來一次，我依然選擇做醫生。

還有一個夢，是文學夢，這個夢，卻被壓抑乃至遺忘了很長時間。

小學中學時，我便對文學有種真摯的熱愛。自己的作文，也常常被老師當成範文來讀。高中分科那年，文科班的班主任還為我選擇理科而心痛不已。

學醫很辛苦，一路走來，兒時的文學夢早已不見蹤影。自己的那點兒才情，也僅限於逢年過節編幾個與眾不同的短信群發，得親朋好友師長幾句讚美。

直到後來，有了微博，才開始漸漸地在閒置時間寫點兒東西，日積月累，蒙粉絲厚愛，竟也有不少文章從微博走上各大媒體。

一年前，某出版社朋友約我出來吃飯，問我：阿寶你有沒有打算寫本書啊？

我當時毫無思想準備，專業的書我參與編了幾本，而商業化的科普書我幾乎毫無概念。於是我說暫時沒有。

他說：暫時沒有沒關係，等你有了想法隨時聯繫我哦。

從那之後，我腦子裡竟然開始放不下這個寫書的念頭。

兒時的文學夢啊，突然再次燃燒起來，不可遏制，讓人難以釋懷。而且我發現，文學和醫學，竟然可以如此完美地結合。

於是我終於拿起筆來，在繁忙的工作之餘，在輔導完孩子的功課之後，在一個個夜深人靜的夜晚，讓自己兒時的夢想一點點兒在鍵盤下迸發出來。

我拒絕了出版社找人代筆的建議，雖然我知道某些名人就是這樣寫書的。

夢是純潔的，我不願讓它染上任何雜質。熱鬧也好，寂寥也好，自己的第一個夢想產物，一定要自己一個字一個字地敲出來。

當寫出的內容足夠支撐一本書的時候，我給最初建議我寫書的那位朋友發了個微信。二十分鐘後，合同談妥，他給我的條件非常優厚。

當我終於打完最後一個字，壓縮，發郵件，點發送按鈕的剎那，心中竟有些不捨。

每一本書都有自己的命運。孩子，祝你好運。

燒傷超人阿寶

八卦醫學史
在八卦中暢談科普知識，以正統醫學爬梳歷史真相

作　　者　甯方剛
美術設計　巫麗雪
內頁排版　高巧怡
名詞審校　楊宜禎
文字校對　謝惠鈴
行銷企劃　林芳如、王淳眉
行銷統籌　駱漢琦
業務發行　邱紹溢
業務統籌　郭其彬
責任編輯　何維民
副總編輯　何維民
總 編 輯　李亞南

國家圖書館出版品預行編目 (CIP) 資料

八卦醫學史：在八卦中暢談科普知識，以正統醫學爬梳歷史真相 / 甯方剛著 . -- 初版 . -- 臺北市：漫遊者文化出版：大雁大化發行, 2016.01 304 面；15×21 公分
ISBN 978-986-5671-82-2(平裝)
1. 醫學史 2. 通俗作品
410.9　　104027176

發 行 人　蘇拾平
出　　版　漫遊者文化事業股份有限公司
地　　址　台北市松山區復興北路三三一號四樓
電　　話　(02) 2715-2022
傳　　真　(02) 2715-2021
讀者服務信箱　service@azothbooks.com
漫遊者臉書　www.facebook.com/azothbooks.read
劃撥帳號　50022001
戶　　名　漫遊者文化事業股份有限公司

發　　行　大雁文化事業股份有限公司
地　　址　台北市松山區復興北路三三三號十一樓之四
初版一刷　2016 年 1 月
初版七刷第一次　2018 年 6 月
定　　價　台幣 320 元
I S B N　978-986-5671-82-2